汉竹编著·健康爱家系列

高血压
一日三餐餐怎么吃

杨长春 高睡睡 主编

江苏凤凰科学技术出版社
全国百佳图书出版单位
·南京·

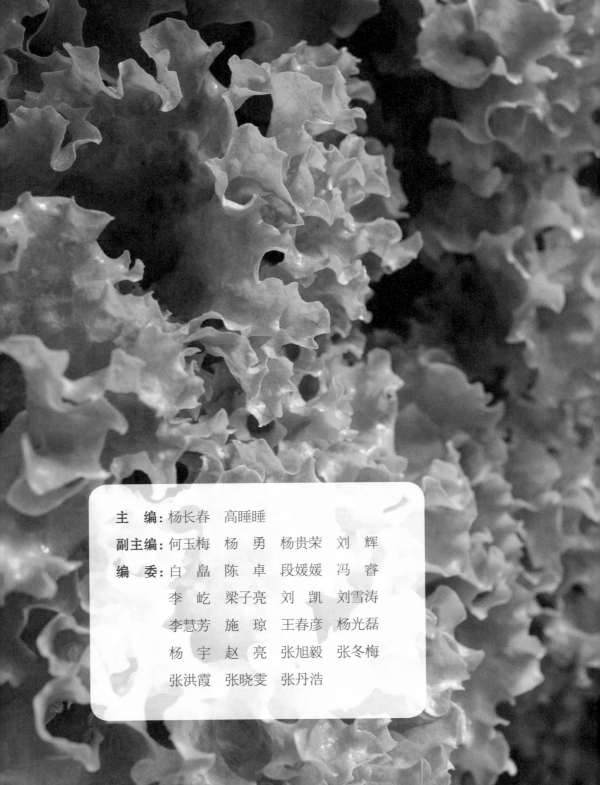

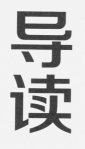

导读

你是否经常感觉头疼、头晕？

经常在外就餐的你是否意识到摄入的油盐量已经过量了？

你会定期量血压吗？

高血压患者初期往往没有明显的症状，若不加以控制就会引发其他严重的并发症，如脑卒中和对肾脏的损害，所以尽早发现高血压和控制症状是非常重要的。同时，高血压又是一种由不良生活方式导致的疾病，只要平时注意饮食调理，养成良好的生活习惯，就会很大限度地规避引发高血压的不良因素，从而降低血压。

本书不仅有高血压患者需要特别注意的事项，以及饮食控制血压的关键点，还有专家为高血压患者推荐的食材和量身定制的营养菜谱，有汤、有菜、有主食、有甜点，花样多，营养足，口感好，让你吃得放心，更吃得美味，轻轻松松降血压。

降压明星食材

1 大豆： 含有特殊成分——大豆异黄酮，具有降低血压和胆固醇的作用。其富含大豆蛋白，有很好的辅助降压作用，可预防高血压和血管硬化。

2 牛奶： 含有丰富的乳清酸和钙质，既能抑制胆固醇沉积于动脉血管壁，又能抑制人体内胆固醇合成酶的活性，减少胆固醇的产生，可预防高血压和动脉硬化。

3 鱼： 鱼类是高蛋白、低脂肪、低胆固醇的食物。鱼肉中含有一种人体无法自身合成的 ω-3 脂肪酸，有助于防治心血管疾病。

4 玉米： 所含的镁元素可舒张血管，预防缺血性心脏病；硒元素可以降低血液黏稠度；卵磷脂和维生素 E 具有降低人体内胆固醇含量、预防高血压的作用。

5 芹菜： 含有一种能使血管平滑肌舒张的物质，因此可以降低血压。芹菜中的降压物质在煮熟后会遭到破坏和损失，所以，凉拌芹菜的降压效果更明显。

6 苦瓜： 丰富的维生素 C 可以保持血管弹性，钾元素可以保护心肌细胞，两者都能降低血压。苦瓜苷和类似胰岛素的物质有降血糖的作用，可防治高血压并发糖尿病。

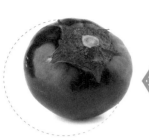

7 **茄子:** 富含维生素P,能使血管壁保持弹性,有利防止毛细血管破裂出血,使心血管保持正常功能。经常吃茄子,有助于防治高血压。

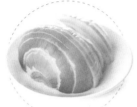

8 **洋葱:** 能减少外周血管和心脏冠状动脉的阻力,可对抗人体内儿茶酚胺等升压物质,能促进钠盐的排泄,使血压下降。

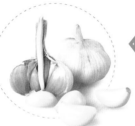

9 **大蒜:** 天然的降压食物。大蒜有溶解体内瘀血的作用,有利防止血栓形成,减少心脑血管栓塞的概率。

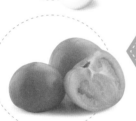

10 **番茄:** 番茄红素可扫除自由基,具有很强的抗氧化活性,还能降低血浆胆固醇浓度,可以防治高血压,控制心血管疾病的发展。

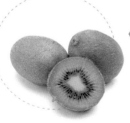

11 **猕猴桃:** 属于高钾水果,能促进钠的排出。所含的精氨酸可以改善血液流动,有利防止血栓形成,降低冠心病、高血压、心肌梗死、动脉硬化等心血管疾病的发病率。

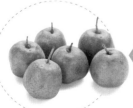

12 **山楂:** 所含的三萜类化合物及黄酮类等成分,具有扩张血管及降压作用,有增强心肌、预防心律不齐、调节血脂及胆固醇含量的功效。

降压禁忌食材

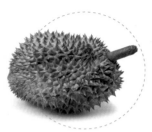

1 榴莲： 热量、糖分、脂肪含量较高，肥胖者以及高血压、糖尿病患者都不宜多吃。

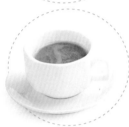

2 咖啡： 咖啡因会引起血压升高，高血压患者不宜喝太多，尤其在压力大、精神紧张时。

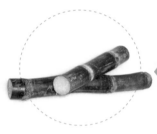

3 甘蔗： 含糖量高，摄入过多会在体内产生大量热量，多余的热量会在体内转化为脂肪，不利于高血压患者稳定病情。

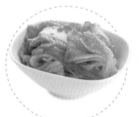

4 腌菜： 含有大量的盐，多吃会加重心脏和肾脏负担，导致血压升高。

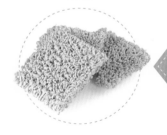

5 方便面： 油脂、盐含量高，且含有大量添加剂，容易引起血压升高。

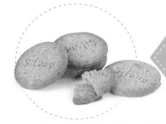

6 饼干： 在制作过程中会加入很多油脂，摄入过多的油脂，容易使血压升高，对预防高血压和心脏病不利。

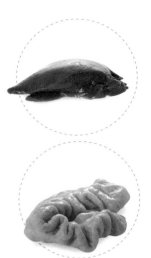

7 猪肝：胆固醇含量较高，多吃会增加冠心病、高血压等疾病的发病率。

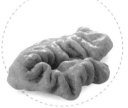

8 肥肠：胆固醇、油脂含量丰富，多吃不利于稳定血压，易导致动脉粥样硬化。

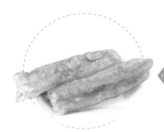

9 油条：高热量、高油脂，食用后不利于血压的控制，容易发胖，故应慎食。

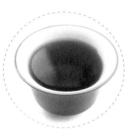

10 浓茶：喝浓茶会使人心率加快，增加心脏负担，故高血压患者应忌喝浓茶。

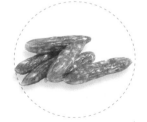

11 香肠：含有肥肉，饱和脂肪酸含量较高，热量较高，且含盐量也较高。有些香肠中还含有防腐剂等物质，故不宜多食。

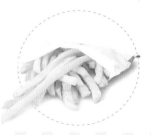

12 薯条：油脂、盐含量高，可导致由过量的钠引起的血压升高，故高血压患者不宜食用薯条。

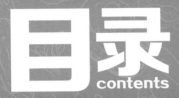

目录
contents

第 3 周 /62

坚持高纤维素饮食，稳定血压 /63

第四章 35 款养生茶，降压、降糖、降血脂 /143

附录 中医降血压，安全又有效 /156

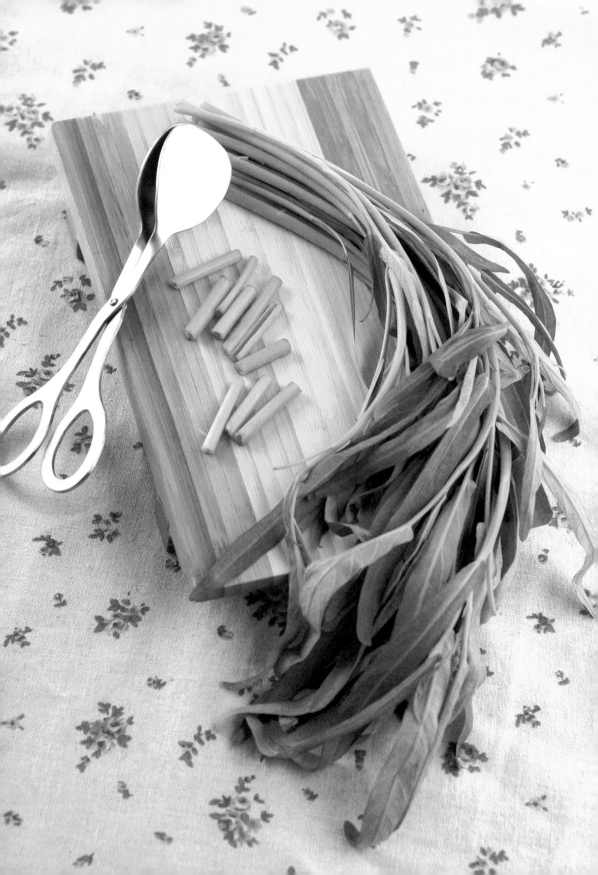

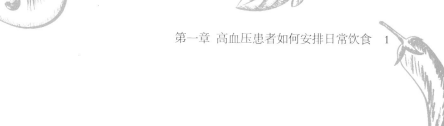

第一章
高血压患者如何安排日常饮食

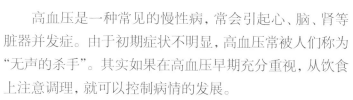

　　高血压是一种常见的慢性病，常会引起心、脑、肾等脏器并发症。由于初期症状不明显，高血压常被人们称为"无声的杀手"。其实如果在高血压早期充分重视，从饮食上注意调理，就可以控制病情的发展。

　　本章以饮食热量的分配、饮食降压的方法以及特殊人群需要特别注意的饮食方案为核心，帮助患者从饮食细节上规避高血压带来的危害。

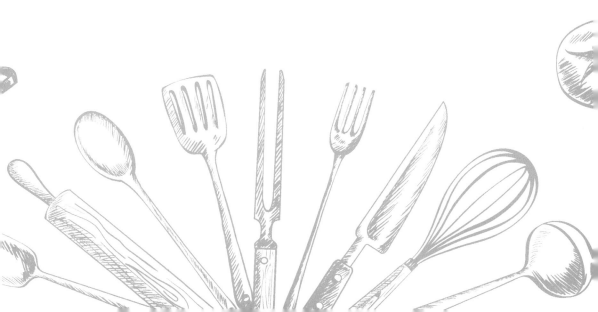

高血压患者一日三餐怎么吃

治疗高血压和日常的饮食习惯密切相关，只有科学安排三餐饮食，再配合合理的药物治疗，才能从源头上控制血压。

控制热量和体重是根本

对于高血压人群，尤其是伴糖尿病、高脂血症等慢性病的高血压患者，热量的摄入是否合理非常重要。热量摄入过多，就会加重病情；热量摄入过少，又会导致营养素摄入不足。总之，热量摄入过多或过少都不利于病情的控制。高血压患者有必要了解自己所患高血压的级别，以便合理控制血压。

世界卫生组织建议判断高血压的标准是：凡正常成人收缩压应小于 140 mmHg（毫米汞柱），舒张压应小于 90 mmHg。如果成人收缩压和（或）舒张压大于等于此数值，就可能患上了高血压。一般高血压分为 3 个级别，特别对于轻度高血压来说，从饮食上尽早控制可以极大地缓解高血压病情的发展。

高血压分级：

（单位：毫米汞柱）

1 级高血压（轻度）　收缩压 140~159mmHg 和（或）舒张压 90~99mmHg

2 级高血压（中度）　收缩压 160~179mmHg 和（或）舒张压 100~109mmHg

3 级高血压（重度）　收缩压 ≥ 180mmHg 和（或）舒张压 ≥ 110mmHg

单纯收缩期高血压　收缩压 ≥ 140mmHg 和舒张压 < 90mmHg

什么是热量

营养学上所说的热量，又叫热能，是指食物中可提供热能的营养素，经过消化道进入体内，在体内氧化分解，释放出机体活动所需要的能量。

三步算出每日所需热量

第一步：测算体重情况

理想体重（千克）= 身高（厘米）−105。当实际体重大于理想体重的 110% 时，为超重；当实际体重大于理想体重的 120% 时，为肥胖；当实际体重小于理想体重的 80% 时，则为消瘦。

第二步：判断身体活动水平

不同身体活动水平，每天消耗的热量不同。一般来说，每天卧床或久坐不动，每日热能需要量为 105 千焦 / 千克理想体重；办公室工作、修理电脑或钟表、化学实验操作等属于轻体力劳动，每日热能需要量为 125 千焦 / 千克理想体重；学生日常活动、机动车驾驶员、电工安装、车床操作、金工切割等属于中体力劳动，每日热能需要量为146 千焦 / 千克理想体重；非机械化农业劳动、炼钢、舞蹈、装卸、采矿等属于重体力劳动，每日热能需要量为 167 千焦 / 千克理想体重。另外，要根据每天的家务、体育、交通、休闲等活动量进行适当调整。

第三步：算出 1 日所需总热量

1 日需要的总热量 =1 日每千克理想体重所需热量 × 理想体重

举例：一位患有高血压的女士，身高 165 厘米，体重 75 千克，如果平日只买买菜、看看电视，那她一天需要摄入多少热量呢？

❶测算体重情况：165－105=60（千克），这位女士实际体重为 75 千克，为理想体重的 125%，属于肥胖。❷判断身体活动水平：平日只买买菜、看看电视属于轻体力活动，每日热能需要量为 105 千焦 / 千克理想体重。❸算出 1 日总热量：105×60=6300 千焦。因此，这位女士每日所需要的总热量为 6300 千焦。

一般年龄 50 岁以上、运动量不大的高血压患者，每日所需要的总热量还可以适当减少 5%~10%，女性 7300 千焦左右，男性 8800 千焦左右。年纪轻、运动量较大的高血压患者，每日所需要的总热量，女性 8500 千焦左右，男性 10000 千焦左右。

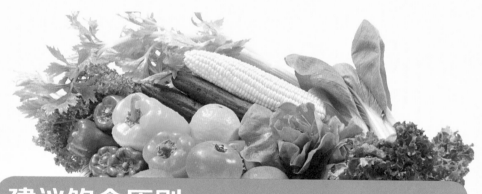

建议饮食原则

若三餐不定时，饥饱无度，极有可能暴饮暴食，加剧高血压等心血管疾病的发作。因此，要养成合理的饮食习惯，三餐要准时吃、适量吃。

肥胖是高血压的重要诱因之一。平日吃得过饱会使血液集中于胃部，造成脑供血不足，促使脂肪堆积，导致肥胖发生。

高血压患者应坚持三餐定时，可以每餐七八分饱，饮食要以清淡为主。

三餐如何分配

　　人体经过一夜睡眠，早晨时体内食物已消化殆尽，急需补充。如果早餐吃不好，午饭饭量必然大增，造成胃肠负担过重，容易导致胃溃疡、胃炎、消化不良等疾病。在起床后活动30分钟，此时食欲最旺盛，是吃早餐的最佳时间。

　　午餐是一天中很重要的一餐，可适量选择一些高热量、高蛋白的食物。午餐除了应有充足的主食，还需富含优质蛋白质的副食，如猪瘦肉、豆制品等；以及富含维生素C的食物，如新鲜蔬菜等。白领族在吃午餐时，可选茎类蔬菜、适量豆腐、海带等作为午餐的搭配。

　　晚餐比较接近睡眠时间，餐后的活动量也比白天大为减少，热量消耗也降低很多，因此，晚餐不宜吃得过饱，"清淡"是晚餐应遵循的原则，还应多摄入一些新鲜蔬菜，尽量减少富含脂肪类食物的摄入，可适量选择粥类或汤类食物、绿叶蔬菜及富含优质蛋白质的食物，如鱼虾、猪瘦肉、豆制品等。晚餐不宜食用各种油炸食物，以及高脂肪、高胆固醇、高热量食物，如各式甜点、酒等。

加餐吃什么最合适

　　加餐最好不要吃油腻和难消化的食物，以免增加肠胃负担。可以吃一点粗粮饼干或一片全麦面包，一杯脱脂牛奶或少量的水果也是不错的选择。

　　水果适宜在两餐之间作为加餐食用，如选择每天上午9~10点、下午3~4点进食。水果的主要成分是果糖和葡萄糖，进入小肠后会立刻被吸收。餐前进食水果，会降低食欲，影响正餐中蛋白质、淀粉、脂肪等物质的摄入；餐后进食水果，会造成血糖浓度迅速升高，对于伴随糖尿病的高血压患者而言会增加胰腺负担。

七大降压饮食法

俗话说"病从口入"，高血压和不良的生活方式有着密切的联系，而不良的生活方式中排在第一位的就是饮食不合理。

高血压患者的饮食原则包括控制钠盐，减少脂肪的摄入，补充优质蛋白质和钙、钾离子，禁烟限酒等。改变不良的饮食方式，无论是对轻度高血压还是对严重高血压都有缓解作用。

减少食盐摄入量

医学研究证实，高血压发病率与食盐摄入量呈正相关。限制食盐摄入量，可以提高降压药物的药效。这里说的食盐，包括酱油、腌渍食品中的盐。一般建议，轻度高血压患者每日摄盐量应在 5 克以下，而血压较高的患者每日摄盐量以 2~3 克为宜，以免引起血压上升。如果饮食中摄入了腌菜、酱油，那么就要减少食盐的摄入量。建议高血压患者在厨房中备一个带有刻度的小盐勺，从而更好地限制盐分的摄入。避免高钠饮食，少食含钠盐高的食物，如咸菜以及各类炒货。

适量摄入蛋白质

蛋白质是生命存在的物质基础，是机体细胞的重要组成部分。对高血压患者来说，禽类、鱼类及大豆等食物，可提供优质蛋白，并减少饱和脂肪酸的摄入，有保护血管弹性、预防动脉粥样硬化的作用。某些氨基酸，如精氨酸，是合成一氧化氮（NO）的前体，有利于血管舒张，可使血压降低。

但是，蛋白质的摄入也要保持合理的量，每日摄入蛋白质的量以每千克体重 1 克为宜，特别是伴有糖尿病且肾功能受到损害的高血压患者要避免过多摄取蛋白质。

补钙，防治高血压

人体钙量充足时，可以增加尿钠排泄，减少钠对血压的不利影响，有利于控制血压。反之，人体缺钙，会导致细胞外钙内流，细胞内钙增加，导致平滑肌细胞收缩，血管阻力增大，血压升高。每日钙摄入量低于 300mg 者与摄入量为 1200mg 者相比，患高血压的概率明显增高。钠敏感的高血压患者补充钙后，降压效果尤为显著。因此，及早注意补充钙质，对控制血压是有帮助的。

及时补水

高血压患者体内水分不足时，血液循环易受阻，补充人体所需水分可稀释血液黏稠度，预防习惯性便秘，也有助于排出体内有害物质。因此，高血压患者每天至少要喝 8 杯水（不少于 1600 毫升）。但不是一次性饮完，应适量分次饮用。早晨起床时血液较黏稠，最好喝一杯温开水。

多食新鲜蔬菜和水果

高血压患者要多吃新鲜的蔬果，水果和蔬菜中含有丰富的维生素、钙、镁、钾及膳食纤维，有助阻止肠道对胆固醇的吸收，还能帮助人体排出多余的钠。

严格控制脂肪摄入量

有研究表明，脂肪占膳食能量比例、饱和脂肪酸的摄入量与血压成正相关。增加不饱和脂肪酸、减少饱和脂肪酸有利于降血压。在摄入总脂肪不变的情况下，增加鱼油和橄榄油的摄入比例，可降低血压。此外，动物性脂肪含较多的饱和脂肪酸，易形成血栓，增加高血压并发脑卒中的发病率。

因此，高血压患者要减少饱和脂肪酸和胆固醇的摄入量，尽量选用植物性不饱和脂肪酸，严格限制摄入动物内脏、肥肉、鱼子等脂肪和胆固醇含量过高的食物，少吃油炸食物。

禁烟限酒

吸烟会损害人体各组织器官，会造成血压正常者血压升高和心率加快。烟草中的尼古丁可使心肌收缩增强、心率加快，导致血管收缩、血压升高。吸烟还会增加下肢血管缺血坏死的概率，导致血管内壁损伤。有证据表明，吸 1 支烟，可使收缩压升高 10~30mmHg，若长期大量吸烟，如每日抽 30 支以上的香烟，人体的小动脉会持续性收缩，血管内膜会增厚，加速动脉硬化的形成，进而引起血压升高。故戒烟是高血压患者要遵守的重要原则之一。

过量摄入酒精会使外周血管收缩，增加外周血管的阻力，导致血压升高。轻度高血压患者可少量饮酒，偶尔喝点酒精含量低的葡萄酒，可软化血管，对人体也有好处。但一般白酒中酒精含量相对较高，饮用白酒不仅不会活血降压，反而会降低降压药的药效。因此，高血压患者要学会自我管理，做到戒烟限酒。

高血压特殊人群的饮食方案

患高血压的特殊人群除了需要从饮食上控制血压外，还需要注意一些事项，如儿童轻度高血压要早发现、早干预，对其一生的健康非常重要。

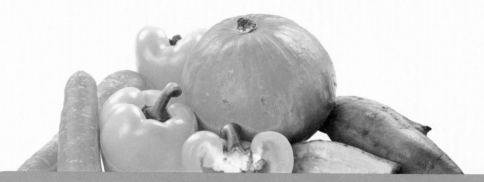

中老年高血压

老年人随着年龄的增长，血管硬化的程度增高，血压也随之升高。据统计，老年人的年龄越大，其患高血压的概率也越高。

老年人高血压常伴有其他危险因素，如伴糖尿病、高脂血症，再加上老龄本身就是危险因素，因此老年人一旦被诊断为高血压患者，大多需要用药物治疗。目前，老年人收缩期高血压的药物疗效远不及中年人收缩压、舒张压都高的混合型高血压的疗效，老年高血压患者常需用 3 种以上的降压药才能使血压达标。

老年人高血压以收缩压升高为主，对心脏危害性更大，更易发生心力衰竭，同时也更易发生脑卒中。老年人舒张压往往较低，脉压增大。脉压越大，发生心脑血管病的危险越大。

老年人如果得了高血压，注意不要吃得过饱。由于老年人消化功能衰退，吃得过饱易引起消化不良，易发生急性胰腺炎、胃肠炎等疾病，同时过饱可使膈肌位置上移，影响心肺功能的正常运转，加之消化食物需要大量的血液集中到消化道，心脑供血相对减少，有可能引发脑卒中。

妊娠高血压

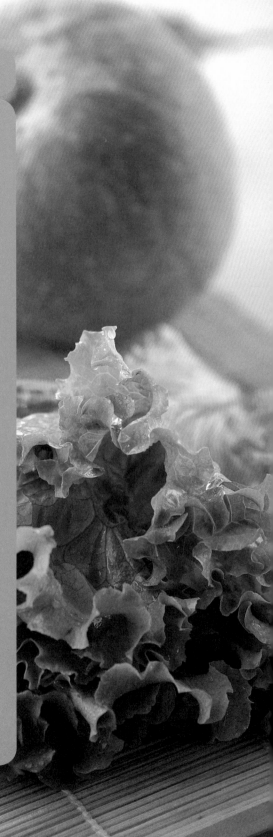

孕妇在妊娠 5 个月以后，如果出现水肿、血压增高、蛋白尿，严重时有头痛、头晕，甚至抽搐等症状，称为妊娠高血压综合征，简称妊高征。

患妊高征的孕妇应注意调节饮食，积极控制热量摄入和体重。孕期热量摄入过高容易导致肥胖，而肥胖是妊高征的一个重要危险因素，所以孕期要适当控制食物的量，减少饱和脂肪酸的摄入量，相应增加不饱和脂肪酸的摄入，即少吃动物性脂肪，而以植物油代之。宜选用低饱和脂肪酸、低胆固醇的食物，如蔬菜、水果、全谷食物、鱼、禽、瘦肉及低脂乳等，增加优质蛋白质的摄入。因妊高征患者尿中排出大量蛋白质导致血清蛋白偏低，久而久之会影响胎儿的发育，容易导致胎儿宫内发育迟缓，可多食入鱼类、去皮禽类、低脂奶类、豆制品等含丰富优质蛋白质的食物。此外，鱼类和豆类还可提供多不饱和脂肪酸以调整脂肪的代谢。

孕妇也要注意补充足够的钙、镁和锌。牛奶和奶制品含丰富而易吸收的钙质，是补钙的良好食物，以低脂或脱脂的奶制品为宜。孕妇应减少盐的摄入量，一般建议每天食盐的摄入量应少于 5 克。烹调菜肴需要加入酱油时，应相应减少食盐的摄入量，少吃腌渍食品，如咸菜、咸鱼、咸肉、咸蛋等。

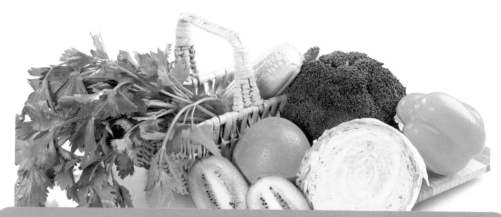

儿童高血压

　　许多人认为高血压是成人病，尤其老年人得的多，其实现在高血压患者呈现出越来越年轻化的趋势。在肥胖儿童中，血压偏高甚至确诊是高血压患者的孩子也越来越多。

　　儿童高血压与饮食习惯有关。许多血压偏高的孩子喜欢喝饮料，喜欢食用高盐、高脂肪、高糖食物，这些都是引发儿童高血压的危险因素。很多孩子不喜欢吃蔬菜，其实蔬菜的摄入是非常必要的，因此，家长可尝试着将蔬菜做成菜泥或菜糊，和孩子喜欢吃的其他食物混合在一起，慢慢地让孩子接受蔬菜的味道。

　　现在的孩子体育锻炼越来越少，造成脂肪堆积，导致过度肥胖的儿童明显增多。此外，课业繁重、学习压力大、看情节激烈紧张的影视剧和长时间玩游戏，都会使儿童处于紧张兴奋状态，也有可能导致血压升高。

　　有研究发现，成人高血压患者在其儿童时期已经存在高血压的高危因素，如肥胖、不健康饮食等，导致成年后患高血压的概率大大升高。孩子饮食要合理安排，饮食清淡少盐，多食用蔬菜、水果；食用高脂肪、高胆固醇的食物要适量；饮食要尽量做到定时定量，防止偏食，少吃零食和甜食；鼓励孩子多运动；父母不要给孩子太多压力，在学习上劳逸结合，特别在考试期要情绪稳定，保持心情舒畅，避免精神负担过重，以防血压升高；禁止孩子吸烟、饮酒。

女性更年期高血压

女性更年期往往会出现血压波动，主要由于女性更年期卵巢功能下降，雌性激素分泌减少导致内分泌失调，这些生理因素可导致睡眠不好、情绪不稳、烦躁易怒等。因此血压波动是更年期综合征中的症状之一。

女性更年期高血压主要特点以收缩压升高为主，很多患者伴有头昏、头胀、耳鸣、健忘、失眠多梦、烦躁、注意力不集中等症状。女性更年期高血压从饮食上应注意以下几个方面：

1. 控制食盐摄入。高血压患者要特别注意饮食中的隐性盐，如方便面、香肠、腐乳等高钠食物应尽量少食用。

2. 限制含糖量高的食物。不少女性在进入更年期后，由于缺少运动，容易出现热量摄入过多的情况，所以要少吃蛋糕、点心等。

3. 多吃新鲜蔬菜。更年期女性还应该在平时注意对新鲜蔬菜的摄入，像芹菜、豆角以及番茄等，不仅美容瘦身，还有益于缓解高血压症状。

4. 积极锻炼身体。运动不仅有利于改善骨质疏松症状，还可极大改善抑郁情绪。

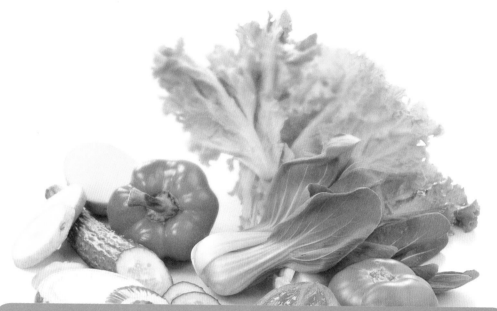

药物导致的高血压

　　医学研究表明，有些药物可以导致高血压，称为药源性高血压。如口服避孕药可能导致血压升高，因为避孕药里含有雌性激素和孕激素。研究认为，血压升高与药物造成交感神经亢进、肾性水钠潴留、血管紧张素增加、氧自由基增加等有关，导致血压升高的药物有以下几类：

　　1. 含钠类的药物：如生理盐水。

　　2. 激素类药物：如糖皮质激素、泼尼松、地塞米松。

　　3. 抗抑郁药：如三环类抗抑郁药。

　　4. 血管收缩剂：如麦角胺。

　　5. 肾毒性药物：如化疗药物。

　　6. 中草药：如人参、甘草。

　　尽管导致血压升高的药物有很多，但并不是所有服用这些药物的人都会血压升高。一般来说，年龄较大（大于45岁）、肥胖、有高血压家族史、伴有糖尿病或肾病的高血压人群比较敏感，相对容易因为药物使用不当而引起血压升高。

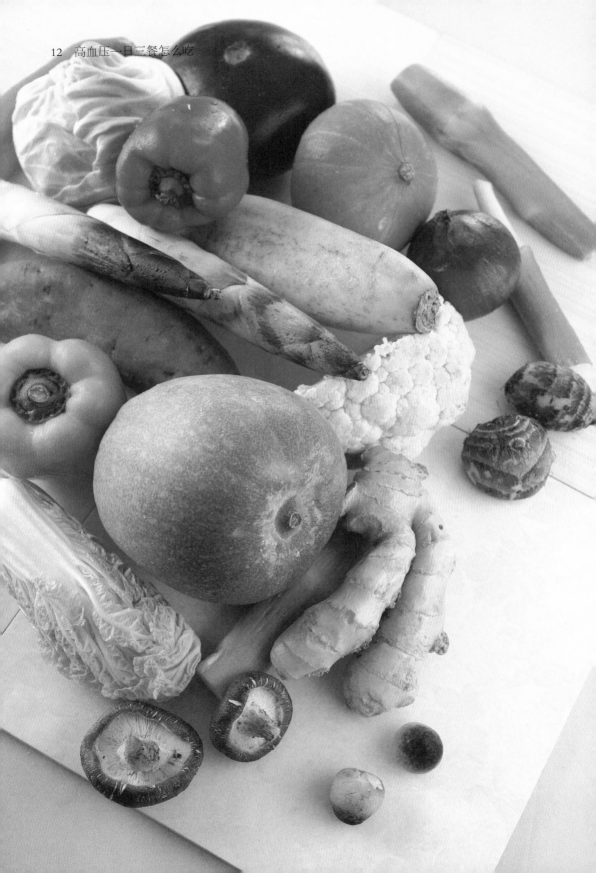

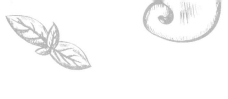
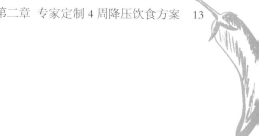

第二章

专家定制 4 周降压饮食方案

　　高血压是慢性病，也是一种可因不良生活方式导致的疾病。医学和营养学研究证实，许多营养元素，如钠、钾、钙、锌，以及脂肪、胆固醇、蛋白质及食物中的其他营养成分都同高血压发病有关，所以高血压患者一日三餐的饮食就非常重要。但只要掌握几个基本原则，高血压患者也可以在控制疾病的同时享受美味。

　　本章以高血压患者的饮食宜忌为原则，如减少热量摄入，增加降压食材，坚持高膳食纤维饮食，限制食用高脂肪、高胆固醇食物，制定了适合高血压人群的"4 周菜谱"。食疗降血压从此刻开始吧！

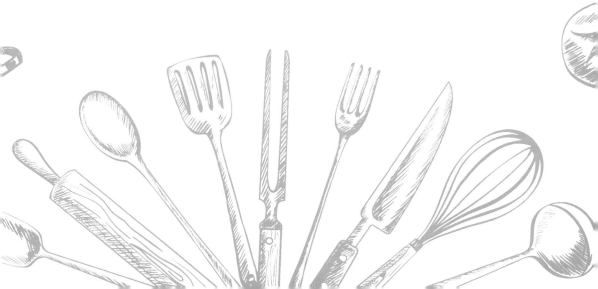

第1周

　　原发性高血压发病与肥胖密切相关，通过减重可使 28%~40% 患者的血压降下来。所以高血压患者应坚持低热量饮食，减轻体重。

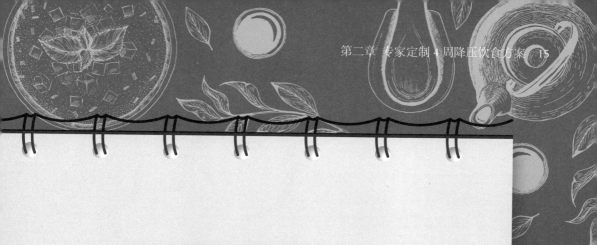

坚持低热量饮食，
保持理想体重

  对于高血压人群来说，日常饮食中如果摄入的热量过多，容易导致肥胖。肥胖人群容易患上高血压，特别是腹部肥胖者患高血压的概率比体重正常者高许多倍。所以，在保证营养素合理摄入的基础上坚持低热量饮食，有利于病情的控制。

  高血压也与人体脂肪分布密切相关。如果男性腰围 ≥ 90 厘米，女性腰围 ≥ 85 厘米，发生高血压的概率也比正常腰围的人群大很多，所以，对于肥胖人群来说，通过减肥控制体重，不仅可以降低血压，还可以降低并发症的发病率。

第1周 降压食谱清单

对高血压患者来说，控制饮食的总热量至关重要，不仅要在本周坚持低热量饮食，而且在以后的日常饮食中也要如此，这是因为低热量饮食会辅助高血压患者控制体重增长，进而起到平衡血压和减少其他相关疾病的作用。

生活 起床时动作一定不要太猛。

运动 每天散步或慢跑30分钟。

保健 切忌降压药"高吃低停"。

	早餐	午餐	晚餐	加餐
星期一	小米贴饼 小米绿豆粥	豌豆鳕鱼丁 芹菜胡萝卜炒香菇 田园土豆饼	凉拌莴笋丝 芦笋煮鸡丝 清炒空心菜 （主食自配）	核桃苏打饼干 西柚杨梅汁
星期二	苋菜玉米粥	红豆糯米饭 芹菜炒香干	凉拌荞麦面 凉拌苦瓜	苹果1个
星期三	牛奶瓜子仁豆浆 红薯饼	蒜泥茄子 玉米须蚌肉汤 凉拌木耳 清蒸带鱼 （主食自配）	凉拌芹菜 黄芪炖母鸡 西梨羹 （主食自配）	菠萝苹果汁 西洋参荞麦粥
星期四	红薯小米枸杞粥	小米排骨饭 平菇芦笋饼	莴笋炒山药 水煮毛豆 （主食自配）	酸奶1杯
星期五	玉米煎饼	山药炖鲤鱼 西蓝花烧双菇 （主食自配）	鸡丝炒豇豆 芹菜莴笋豆浆 （主食自配）	橙子1个
星期六	鸡蛋羹 牛奶洋葱汤	土豆拌海带丝 全麦红枣饭 茄子炒牛肉	炒莜面鱼儿 香菇炖竹荪	橘子山楂汁 核桃仁莲藕汤
星期日	海鲜炒饭	双色花菜汤 炖五香大豆 （主食自配）	菠菜三文鱼饺子 芹菜汁	全麦面包1片

莴笋：莴笋含钾丰富，含钠量低，有利于保持体内水盐的平衡，维持血压稳定。

玉米：玉米所含的亚油酸和维生素E可保持血管弹性，从而降低血压。

西蓝花：西蓝花中维生素C和叶绿素含量都很高，抗氧化作用强，可清除自由基，能有效调节血压。

大豆：含有特殊成分——大豆异黄酮，具有降低血压和胆固醇的作用。尤其富含大豆蛋白，有很好的辅助降压作用，可预防高血压和血管硬化。

香菇：香菇中所含的有益成分可促进胆固醇的分解和排出，改善动脉硬化并使血压降低。

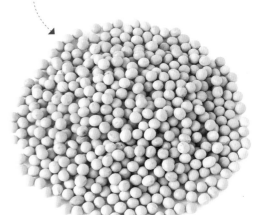

Mon.

星期一
健康食谱

高血压患者一天的饮食中，既要兼顾谷类、肉类、蛋类、奶类、蔬菜、水果等营养均衡原则，又要控制食物总热量。为此专家特别定制了本周菜谱。

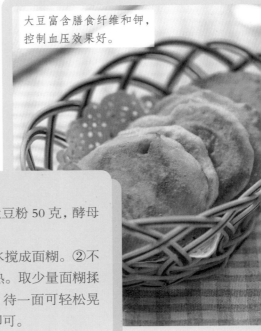

大豆富含膳食纤维和钾，控制血压效果好。

早餐 小米贴饼

原料： 小米 100 克，大豆粉 50 克，酵母粉、盐各适量。

做法： ①所有材料加水搅成面糊。②不粘锅中刷油，小火加热。取少量面糊揉圆，贴在锅中按成饼，待一面可轻松晃动后翻另一面，烤熟即可。

降**糖降压**

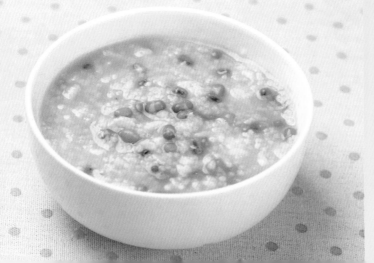

绿豆含有丰富的膳食纤维。

早餐 小米绿豆粥

原料： 绿豆 100 克，小米 80 克。

做法： ①小米、绿豆分别洗净，泡 30 分钟备用。②锅中加水，放入小米、绿豆，大火煮沸。③转用小火煮至豆熟粥稠即可。

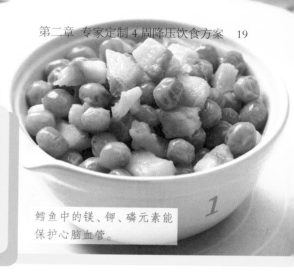

午餐　豌豆鳕鱼丁

原料：豌豆 40 克，鳕鱼 80 克，盐适量。

做法：①鳕鱼去皮，去骨，切丁；豌豆洗净，焯水。②油锅烧热，倒入豌豆翻炒片刻，再倒入鳕鱼丁，加盐，待鳕鱼丁熟透即可。

鳕鱼中的镁、钾、磷元素能保护心脑血管。

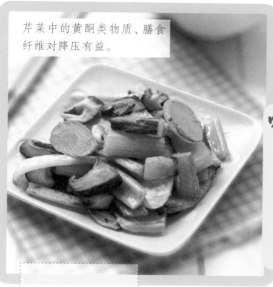

芹菜中的黄酮类物质、膳食纤维对降压有益。

午餐　芹菜胡萝卜炒香菇

原料：芹菜 200 克，胡萝卜 120 克，香菇 80 克，盐适量。

做法：①原材料洗净。芹菜切段，胡萝卜切片，香菇去蒂切块。②油锅烧热，放入芹菜段、胡萝卜片、香菇块炒熟，加盐调味即可。

降糖降压

土豆中含有丰富的钾，常食可降压减肥。

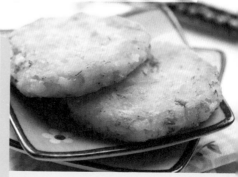

午餐　田园土豆饼

原料：土豆 200 克，青椒末、胡萝卜末各 50 克，沙拉酱、淀粉各适量。

做法：①土豆去皮，洗净，切块，煮熟后压成泥。②青椒末、胡萝卜末、沙拉酱倒入土豆泥中拌匀。③把混合好的土豆泥擀成饼状，裹上淀粉，入油锅煎熟即可。

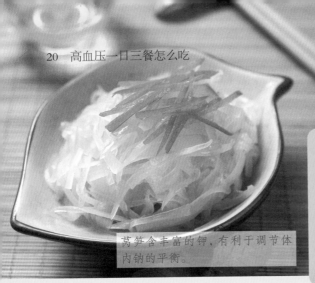

莴笋含丰富的钾，有利于调节体内钠的平衡。

晚餐 凉拌莴笋丝

原料： 莴笋 300 克，红椒丝、盐、蒜末、香油、醋各适量。

做法： ①莴笋去皮，洗净，切丝，加盐略腌。出水后，把水挤净，入盘。②按个人口味加入调料，再撒上红椒丝即可。

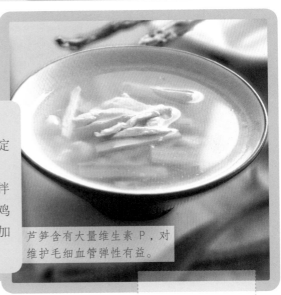

芦笋含有大量维生素 P，对维护毛细血管弹性有益。

晚餐 芦笋煮鸡丝

原料： 芦笋 150 克，鸡肉 100 克，盐、淀粉、香油各适量。

做法： ①鸡肉洗净，切丝，加盐、淀粉拌匀腌制；芦笋焯水，沥水，切段。②将鸡丝入沸水中煮熟；再放入芦笋煮沸，加盐调味，淋入香油即可。

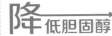

降低胆固醇

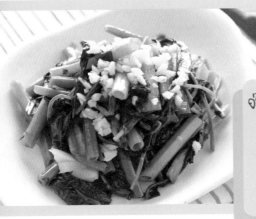

晚餐 清炒空心菜

原料： 空心菜 200 克，蒜末、盐、香油各适量。

做法： ①将空心菜择洗干净，切段。②油锅烧热，放入蒜末炒香。③下空心菜炒至刚断生，加盐翻炒。④淋香油，装盘即可。

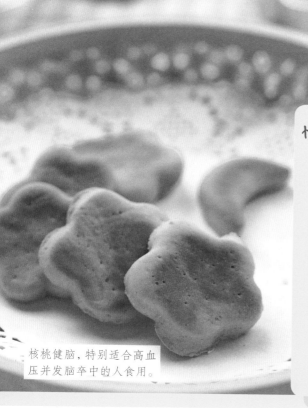

核桃健脑，特别适合高血压并发脑卒中的人食用。

加餐 核桃苏打饼干

原料： 低筋面粉 150 克，黑豆粉 20 克，碎核桃仁 10 克，橄榄油 10 毫升，干酵母粉、苏打粉、盐各适量。

做法： ①将黑豆粉加适量水放入锅中煮至微热后，加入干酵母粉混合均匀。②低筋面粉中加入盐、苏打粉、碎核桃仁、橄榄油混合均匀；将酵母黑豆糊加入，和成面团。③将面团擀成面饼，用饼干模具做成各种形状。④将饼干坯放入预热至 190℃的烤箱中，烤制 10 分钟即可。

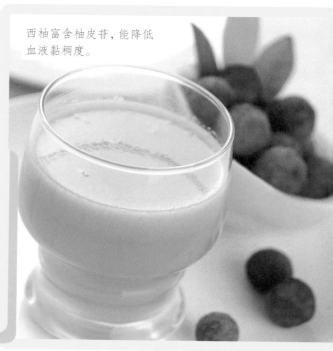

西柚富含柚皮苷，能降低血液黏稠度。

加餐 西柚杨梅汁

原料： 西柚 200 克，杨梅 100 克，白糖适量。

做法： ①西柚去皮榨汁。②杨梅洗净，用盐水浸泡 1 小时，冲洗后放入锅中，加白糖腌出汁。③在锅中加入杨梅和水，小火煮沸后关火，放凉后和西柚汁混合即可。

Tue. 星期二
健康食谱

粗粮，如红豆、薏米，不仅含有丰富的膳食纤维，而且矿物质含量也很丰富，特别适合高血压并发糖尿病和高脂血症的人群食用。摄入的膳食纤维还可延缓葡萄糖吸收的速度，有利于病情的控制。

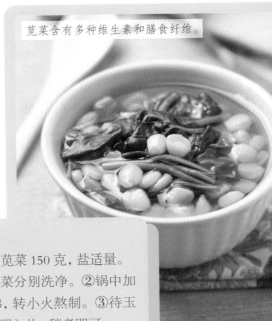

苋菜含有多种维生素和膳食纤维。

早餐 苋菜玉米粥

原料：鲜玉米粒 80 克，苋菜 150 克，盐适量。

做法：①鲜玉米粒和苋菜分别洗净。②锅中加水，放入鲜玉米粒煮沸，转小火熬制。③待玉米粒熟透后放入苋菜，调入盐，稍煮即可。

降脂降压

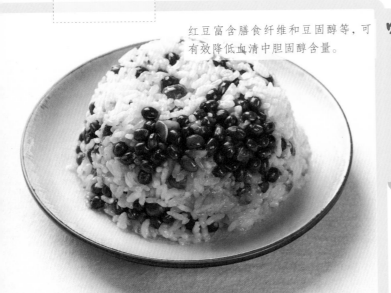

红豆富含膳食纤维和豆固醇等，可有效降低血清中胆固醇含量。

午餐 红豆糯米饭

原料：红豆 25 克，糯米 100 克。

做法：①红豆、糯米洗净，提前浸泡 1~2 个小时。②红豆、糯米加水蒸成米饭即可。

降
糖
降
压

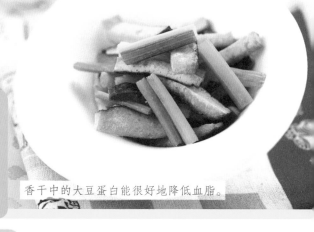

香干中的大豆蛋白能很好地降低血脂。

午餐 **芹菜炒香干**

原料： 芹菜 150 克，香干 100 克，盐适量。

做法： ①芹菜去叶洗净，切段；香干切条。②油锅烧热，放入芹菜段、香干条一起翻炒至熟，加盐调味即可。

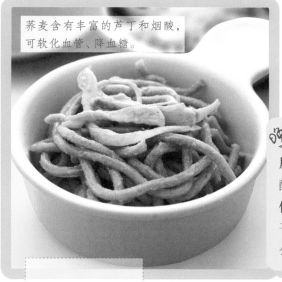

荞麦含有丰富的芦丁和烟酸，可软化血管、降血糖。

晚餐 **凉拌荞麦面**

原料： 荞麦面条 80 克，熟鸡丝、蚝油、醋、盐各适量。

做法： ①荞麦面条煮熟后，过冷水，沥干盛盘。②将所有调味料倒在面上拌匀，撒上熟鸡丝即可。

降低胆固醇

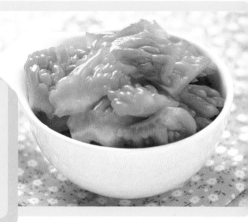

晚餐 **凉拌苦瓜**

原料： 苦瓜半根，香油、盐各适量。

做法： ①苦瓜洗净，对半切开，去掉苦瓜瓤，在沸水中焯烫。②将苦瓜放入凉开水中浸凉捞出，沥干水分，斜刀切片盛盘。③加入盐、香油，拌匀即可。

Wed.

星期三
健康食谱

高血压患者尽量少食用肥肉、动物肝脏等脂肪高和胆固醇高的食物，可经常食用豆制品、牛奶、鱼肉等。平常多以清蒸和凉拌代替红烧，可以减少油脂的摄入，有利于缓解病情。

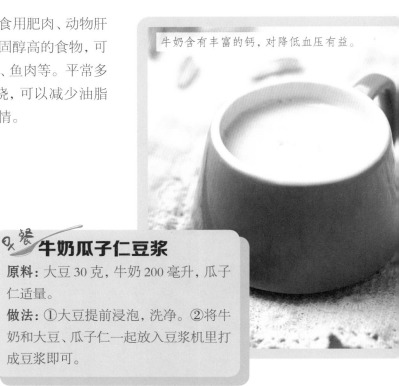

牛奶含有丰富的钙，对降低血压有益。

降脂降压

早餐 牛奶瓜子仁豆浆

原料： 大豆30克，牛奶200毫升，瓜子仁适量。

做法： ①大豆提前浸泡，洗净。②将牛奶和大豆、瓜子仁一起放入豆浆机里打成豆浆即可。

早餐 红薯饼

原料： 红薯100克，面粉适量。

做法： ①红薯放入蒸锅，大火隔水蒸熟，取出后去皮，趁热压成泥。②在红薯泥中放入面粉、水拌匀，按成饼状。③平底锅中放入少量植物油，放入做好的饼坯，小火两面煎熟，装盘即可。

红薯富含膳食纤维，可延缓胃排空时间，阻止糖分转化为脂肪。

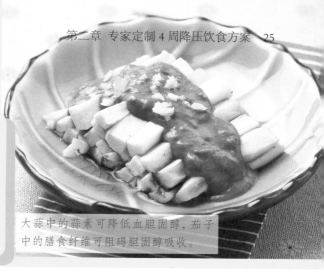

午餐 蒜泥茄子

原料: 茄子200克,蒜末、麻酱、香油、盐各适量。

做法: ①茄子洗净,切条,入锅蒸15~20分钟,取出放凉。②把蒜末、麻酱、盐、香油拌匀,倒在茄子上即可。

大蒜中的蒜素可降低血胆固醇,茄子中的膳食纤维可阻碍胆固醇吸收。

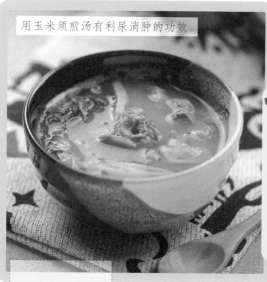

用玉米须煎汤有利尿消肿的功效。

午餐 玉米须蚌肉汤

原料: 玉米须50克,鲜河蚌300克,盐适量。

做法: ①玉米须洗净。②鲜河蚌用开水略煮沸,去壳取肉,切片。③把玉米须、河蚌肉一起放入锅内,加清水大火煮沸,转小火煮1个小时,加盐调味即可。

降压降糖

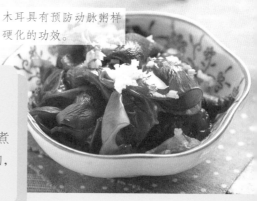

木耳具有预防动脉粥样硬化的功效。

午餐 凉拌木耳

原料: 干木耳、蒜末、香菜末、香油、盐各适量。

做法: ①干木耳泡发,去蒂,撕成小朵,放入沸水中煮3~5分钟,捞出,沥干盛盘。②木耳加盐、香油拌匀,撒上蒜末、香菜末即可。

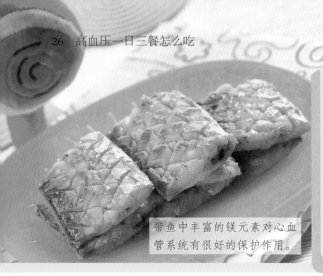

带鱼中丰富的镁元素对心血管系统有很好的保护作用。

午餐　清蒸带鱼

原料：带鱼 250 克，葱段、姜片、料酒、蒸鱼豉油、盐各适量。

做法：①带鱼清洗后切段，表面切"十"字花刀。②摆入盘中，加入盐、葱段、姜片、料酒腌制 10 分钟左右，捞出葱姜，加入蒸鱼豉油。③入蒸锅蒸熟。关火后再闷 2~3 分钟即可。

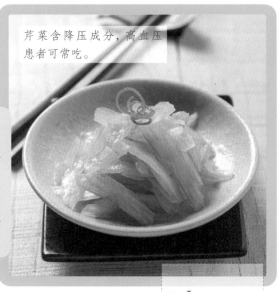

芹菜含降压成分，高血压患者可常吃。

晚餐　凉拌芹菜

原料：芹菜 250 克，红椒丝、香油、盐各适量。

做法：① 芹菜洗净，切段。②芹菜焯烫，沥干水分，倒入盐、香油拌匀，撒上红椒丝即可。

降压降糖

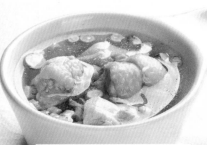

黄芪补气，含有的黄芪苷可调节血压。

晚餐　黄芪炖母鸡

原料：山药 20 克，母鸡 250 克，黄芪、料酒、盐各适量。

做法：①山药去皮，洗净，切块。②母鸡洗净，放入锅中，放入黄芪、料酒，加适量水煮至八成熟，再放入山药块、盐，炖至鸡肉熟烂即可。

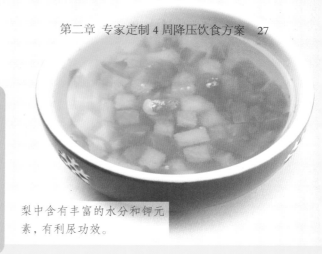

梨中含有丰富的水分和钾元素，有利尿功效。

晚餐 西梨羹

原料：梨 1 个（约 200 克），番茄 1 个。

做法：①将梨洗净，去皮、去核；番茄洗净，去皮。②将梨和番茄切成小碎丁，放入高压锅里加水煮 15 分钟即可。

菠萝含有大量的钾，利于排出体内过剩的钠，降低血压。

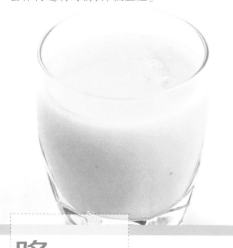

加餐 菠萝苹果汁

原料：菠萝 100 克，苹果 1 个。

做法：①菠萝去皮，洗净切成小块，苹果去皮切块。②菠萝块、苹果块加适量凉开水榨汁即可。

降低胆固醇

加餐 西洋参荞麦粥

原料：西洋参 3 克，荞麦 100 克。

做法：①将西洋参洗净后浸泡一夜，切碎；荞麦提前浸泡 2 小时。②在砂锅中放入荞麦、西洋参及浸泡西洋参的水，大火烧沸。③转小火熬至荞麦熟即可。

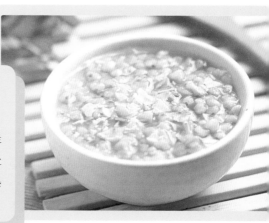

Thu. 星期四
健康食谱

小米、红薯和山药不仅有健脾的功效，而且能防止肥胖，对高血压并发糖尿病的人群而言也是非常理想的食材。蔬菜中的莴笋还有利尿、降血压的功效，可以经常食用。

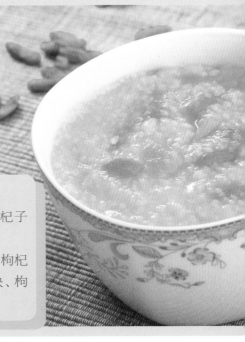

早餐 红薯小米枸杞粥

原料： 红薯 50 克，小米 100 克，枸杞子适量。

做法： ①红薯去皮，洗净，切小块；枸杞子洗净；小米淘洗干净。②红薯块、枸杞子、小米放入锅中，熬熟即可。

降糖降压

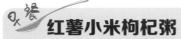

排骨可提供优质的蛋白质。

午餐 小米排骨饭

原料： 小米 100 克，料酒、生抽、八角、花椒、葱花、排骨、盐各适量。

做法： ①小米洗净备用；排骨洗净。②排骨入沸水余烫，再放入炒锅内，加料酒、生抽、八角、花椒、盐炒至半熟，拣出八角、花椒。③将排骨和小米一起放入电饭煲中煮成饭，撒上葱花即可。

午餐 平菇芦笋饼

原料： 平菇、鲜芦笋各 150 克，面粉 450 克，麻油、鲜汤、盐各适量。

做法： ①鲜芦笋洗净切小丁；平菇洗净切片；面粉加水搅拌成糊。②油锅烧热，入平菇、芦笋翻炒，放鲜汤、盐、麻油，拌匀搅成馅备用。③另起油锅，倒入面糊，摊成薄面皮，将备用馅料倒在面饼上煎熟即可。

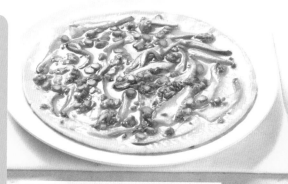

常食芦笋有利扩张血管、降压。

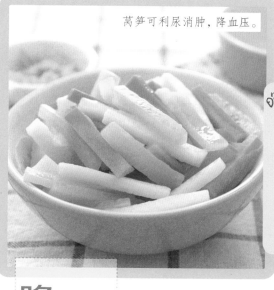

莴笋可利尿消肿，降血压。

晚餐 莴笋炒山药

原料： 山药、莴笋、胡萝卜各 100 克，盐、胡椒粉、白醋各适量。

做法： ①山药、莴笋、胡萝卜分别去皮，洗净，切长条，用水焯一下。②油锅烧热，放入山药条、莴笋条、胡萝卜条炒熟，加盐、胡椒粉、白醋调味即可。

降糖降压

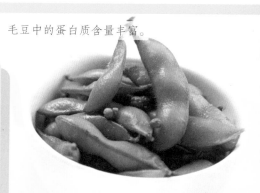

毛豆中的蛋白质含量丰富。

晚餐 水煮毛豆

原料： 毛豆 350 克，花椒 5 克，盐适量。

做法： ①将毛豆洗净，沥去水分，用剪刀剪去两端的尖角。②将剪好的毛豆放入锅中，加入花椒和盐，加清水与毛豆平齐。③用大火加盖煮 20 分钟后捞出，装盘即可。

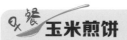

星期五
健康食谱

Fri.

鸡肉、鱼肉等不仅含有丰富的蛋白质，脂肪含量也很低，和粗粮搭配食用不仅美味，而且能保证营养互补。西蓝花和鱼类食物中还含有丰富的硒元素，硒对心脏有保护功能，还可降低胆固醇，增强人体免疫力。

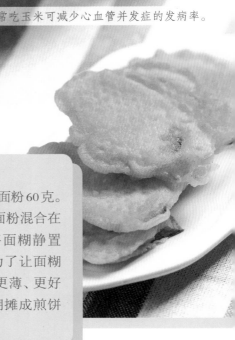

常吃玉米可减少心血管并发症的发病率。

早餐　玉米煎饼

原料：小麦面粉30克，细玉米面粉60克。

做法：①将小麦面粉和玉米面粉混合在一起，加水拌成糊状。②将面糊静置15~20分钟（静置的作用是为了让面糊更加细腻，煎饼更有韧性、更薄、更好吃）。③油锅烧热，放入面糊摊成煎饼即可。

降糖降压

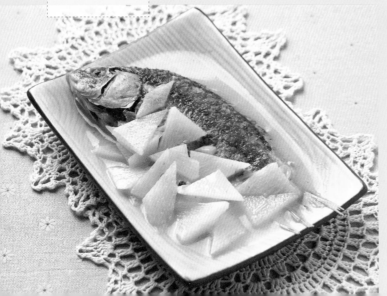

午餐　山药炖鲤鱼

原料：鲤鱼1条，山药100克，葱花、姜片、盐、料酒各适量。

做法：①山药去皮，洗净切片；鲤鱼去鳞及内脏，收拾好，洗净。②油锅烧热，放入鲤鱼煎至皮色略黄。③锅内加入山药片、料酒、姜片、盐、水，中火煮至鱼、山药熟，放葱花略煮即可。

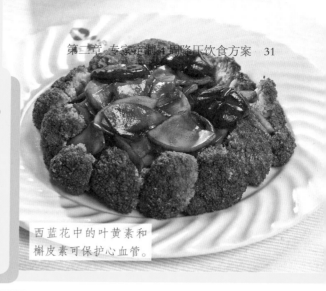

午餐 西蓝花烧双菇

原料：西蓝花 300 克，平菇、香菇各 50 克，盐、蚝油、淀粉、原味鸡汁各适量。

做法：①将西蓝花、平菇、香菇洗净；西蓝花掰块，平菇、香菇切片。②油锅烧热，放入西蓝花、平菇片、香菇片，加入蚝油、原味鸡汁，小火煨 5 分钟。③加入盐调味，用淀粉勾薄芡即可。

西蓝花中的叶黄素和槲皮素可保护心血管。

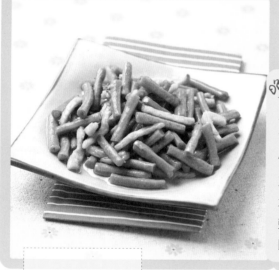

晚餐 鸡丝炒豇豆

原料：鸡胸肉 100 克，豇豆 200 克，酱油、干淀粉、盐各适量。

做法：①将鸡肉切丝，撒干淀粉上浆，加少许油拌匀；豇豆洗净，切寸段，沸水焯熟备用。②油锅烧热，加入鸡丝、豇豆段炒熟，加入酱油、盐炒匀至入味即可。

降 低胆固醇

芹菜能起到降血脂的作用。

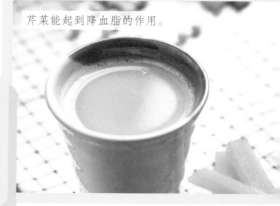

晚餐 芹菜莴笋豆浆

原料：芹菜 250 克，莴笋 100 克，大豆 30 克。

做法：①芹菜洗净去叶，切段；莴笋洗净切丁；大豆浸泡 3 小时。②芹菜段、莴笋丁、大豆放入豆浆机里加水榨汁即可。

Sat. 星期六健康食谱

高血压患者每天要保证食物摄入的多样性，蔬菜、水果、五谷杂粮均衡搭配，宜适当多吃青红椒、胡萝卜、芹菜、菠菜、苹果等颜色比较鲜艳的蔬菜和水果。

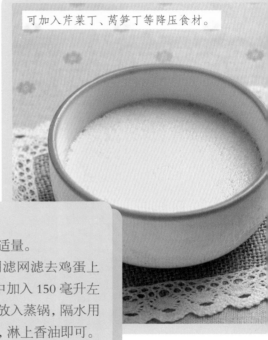

可加入芹菜丁、莴笋丁等降压食材。

早餐 鸡蛋羹

原料： 鸡蛋 2 个，香油适量。

做法： ①鸡蛋打散，用滤网滤去鸡蛋上的泡沫。②在鸡蛋液中加入 150 毫升左右的温水，搅拌均匀，放入蒸锅，隔水用中大火蒸 15 分钟左右，淋上香油即可。

降糖降压

洋葱中含有较多的有机硫化合物，有抗动脉粥样硬化的功效。

早餐 牛奶洋葱汤

原料： 洋葱 100 克，鲜牛奶 200 毫升，盐适量。

做法： ①洋葱洗净切丝。②洋葱丝入油锅炒香，加少量水，转小火慢慢熬出洋葱的甜味。③待洋葱软烂后，加入牛奶煮沸，加盐调味即可。

午餐 土豆拌海带丝

原料： 鲜海带 150 克，土豆 100 克，蒜末 5 克，酱油、醋、盐、辣椒油各适量。

做法： ① 土豆洗净，去皮切丝，放入沸水锅中略焯，控干水分盛盘。②海带用热水焯烫后切成丝，放入盛土豆丝的盘中。③将蒜末、酱油、醋、盐和辣椒油同时放入碗内勾兑成味汁，淋入土豆丝和海带丝中拌匀即可。

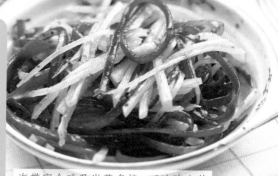

海带富含碘及岩藻多糖，可清除血管壁上的胆固醇，消脂降压。

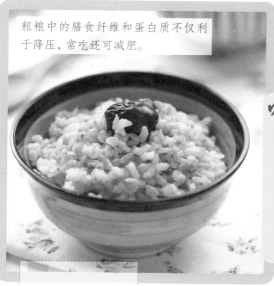

粗粮中的膳食纤维和蛋白质不仅利于降压，常吃还可减肥。

午餐 全麦红枣饭

原料： 大麦、荞麦、燕麦、小麦、粳米各 40 克，红枣适量。

做法： ①大麦、荞麦、燕麦、小麦洗净，浸泡 2 小时，沥干；粳米洗净，沥干；红枣洗净去核。②将所有材料放入锅中，加适量水煮成饭即可。

降低胆固醇

午餐 茄子炒牛肉

原料： 茄子 200 克，牛肉 100 克，蒜末、香菜段、盐、玉米淀粉各适量。

做法： ①茄子洗净切片；牛肉切片，加少许玉米淀粉拌匀。②油锅烧热，放蒜末，下茄子片，炒熟铲起。③另起油锅，牛肉片炒熟，加入茄子片、盐炒匀，盛盘撒上香菜段即可。

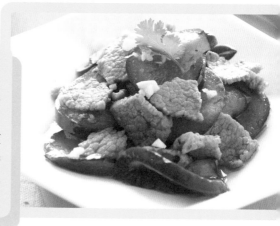

莜麦中含有较多的亚油酸，具有降低血液胆固醇、预防动脉粥样硬化的作用。

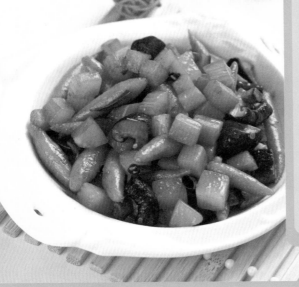

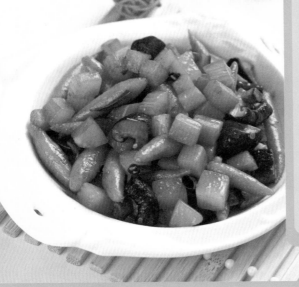

晚餐　炒莜面鱼儿

原料： 莜面 200 克，胡萝卜、莴笋各 50 克，干香菇 10 克，干辣椒、姜末、盐各适量。

做法： ①将莴笋、胡萝卜、泡发好的香菇切丁；用开水将莜面和成面团，搓成细长条，呈小鱼状。②将搓好的面鱼儿平铺在蒸屉中，大火蒸 8 分钟，取出备用。③油锅烧热，先爆香姜末、干辣椒，再将莴笋丁、胡萝卜丁、香菇丁倒入锅中翻炒。④翻炒均匀后放入莜面鱼儿，加盐，炒匀装盘即可。

香菇含有丰富的食物纤维，经常食用能抑制体内胆固醇上升，起到降血压功效。

晚餐　香菇炖竹荪

原料： 香菇、笋片、竹荪各 50 克，火腿片 20 克，水淀粉、高汤、酱油、盐各适量。

做法： ①竹荪切去两头，洗净，切段；将香菇去杂质，洗净切厚片。②油锅烧热，将竹荪段、香菇片、笋片一起下锅略炒片刻。③加酱油、盐炒一会儿，再加高汤烧沸后，改为小火焖至竹荪熟而入味。④用水淀粉勾芡，放入火腿片即可。

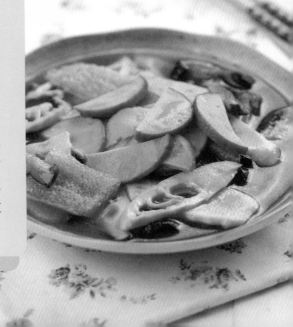

山楂中含有三萜类等药物成分，具有显著的扩张血管及降压作用。

加餐 橘子山楂汁

原料： 橘子 150 克，山楂 100 克，白糖适量。

做法： ①橘子去皮，榨汁。②山楂洗净，入锅，加入 200 毫升水煮烂，取汁，与橘汁混合，加入白糖调味即可。

降 低胆固醇

核桃含不饱和脂肪酸，可预防动脉硬化和高血压。

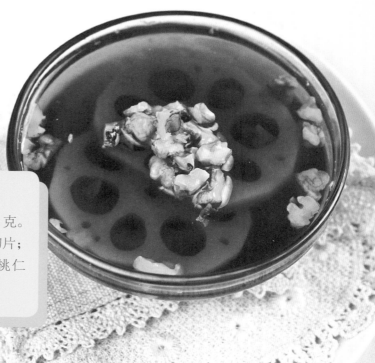

加餐 核桃仁莲藕汤

原料： 莲藕 100 克，核桃仁 10 克。

做法： ①将莲藕去皮洗净，切片；加适量清水熬汤。②加核桃仁即可。

Sun. 星期日
健康食谱

高血压患者饭前不妨先喝一小碗去油高汤，这类汤热量较低，喝汤后再食用些清淡的蔬菜，如叶菜、瓜类等低热量蔬菜。如果采用凉拌或水煮方式，就可以最大程度减少食用油的摄入量。

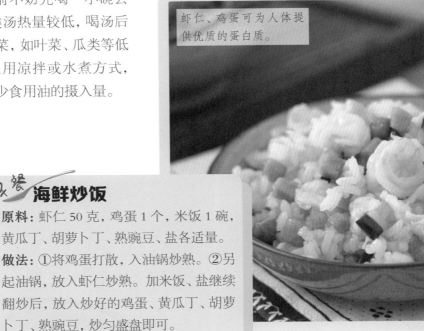

虾仁、鸡蛋可为人体提供优质的蛋白质。

吃餐 海鲜炒饭

原料： 虾仁 50 克，鸡蛋 1 个，米饭 1 碗，黄瓜丁、胡萝卜丁、熟豌豆、盐各适量。

做法： ①将鸡蛋打散，入油锅炒熟。②另起油锅，放入虾仁炒熟。加米饭、盐继续翻炒后，放入炒好的鸡蛋、黄瓜丁、胡萝卜丁、熟豌豆，炒匀盛盘即可。

降糖降压

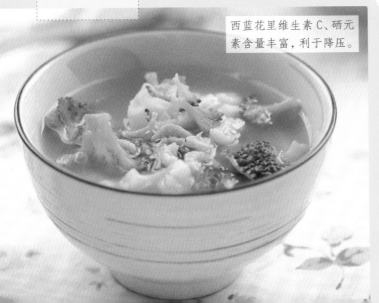

西蓝花里维生素 C、硒元素含量丰富，利于降压。

吃餐 双色花菜汤

原料： 菜花、西蓝花各 100 克，虾米 10 克，高汤、盐、香油、胡椒粉各适量。

做法： ①菜花与西蓝花分别洗净，切块；虾米泡开。②汤锅中放入高汤、虾米，将西蓝花和菜花放入高汤中煮熟，加入盐、香油、胡椒粉调味即可。

午餐 炖五香大豆

原料：大豆 400 克，葱花、姜末各 10 克，花椒、桂皮、八角各 5 克，盐、香油各适量。

做法：①将大豆淘洗干净，用温水浸泡。②锅中放入清水和大豆烧沸，撇净浮沫，撒入八角、花椒、桂皮、葱花和姜末。③用小火炖至熟烂，加入盐烧至入味，淋上香油即可。

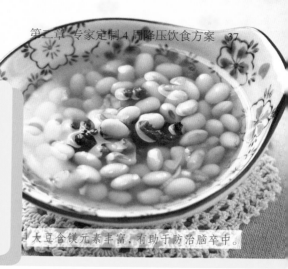

大豆含镁元素丰富，有助于防治脑卒中。

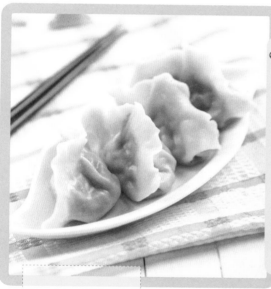

晚餐 菠菜三文鱼饺子

原料：三文鱼丁 100 克，菠菜碎 250 克，面粉 200 克，鸡蛋 2 个，胡椒粉、姜末、盐各适量。

做法：①在三文鱼丁中加入胡椒粉、姜末、菠菜碎、盐，搅拌均匀成馅料。②在面粉中加入鸡蛋、适量水，揉成面团，做成饺子皮，包入馅料。③在锅中放入适量水，大火烧开，放入饺子，煮熟装盘即可。

降 低胆固醇

晚餐 芹菜汁

原料：芹菜 200 克。

做法：将芹菜去叶洗净，切段，焯烫 2 分钟，取出后切碎，放入榨汁机榨汁即可。

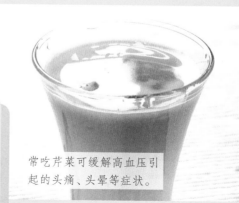

常吃芹菜可缓解高血压引起的头痛、头晕等症状。

第2周

在均衡饮食的基础上,高血压患者可增加降压食材的摄入,多补充维生素和矿物质。多吃新鲜蔬菜、水果及菌菇类食物,尽量保证每天都摄入一定的量,还要适当摄入猪瘦肉、奶制品、豆类等食材,做到饮食结构合理。

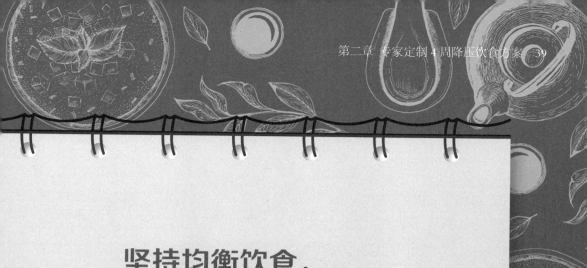

坚持均衡饮食，
适当增加降压食材

　　按照合理比例，广泛摄入各类宜食食物，包括谷类、蔬菜和水果、豆类制品、奶类制品，才能达到营养均衡，满足人体各种营养需求。

　　谷类是每日饮食的基础，提倡适量食用粗粮和杂粮。每日可进食 50 克瘦肉，至少进食 300 克蔬菜和 2 种水果。多食用红、黄和深绿色的蔬菜。

　　水果和蔬菜的品种较多，而且多数蔬菜和水果的维生素、矿物质、膳食纤维等物质含量较高，故推荐"每餐有蔬菜，每日吃水果"。但切记，蔬菜、水果不能相互替代。

第2周　降压食谱清单

　　高血压患者饮食要清淡，控制脂肪的摄入，烹调最好选用植物油，少用动物油。高血压患者可以多吃绿叶蔬菜和低糖水果，蔬菜水果中含有的钾等矿物质元素可帮助患者降低血压。

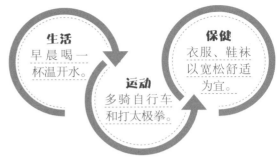

生活
早晨喝一杯温开水。

运动
多骑自行车和打太极拳。

保健
衣服、鞋袜以宽松舒适为宜。

	早餐	午餐	晚餐	加餐
星期一	莲子八宝豆浆 山药燕麦饼	牛肉萝卜汤 柿子椒炒鸡蛋 洋葱炒肉片 双红饭 蔬菜杂炒	芹菜粥 虾米冬瓜 蒜蓉炒生菜	红小豆玉米须汤
星期二	芦笋粥	南瓜玉米饼 番茄豆角炒牛肉	清蒸枸杞鸽肉 凉拌金针菇 （主食自配）	番茄1个
星期三	柠檬煎鳕鱼 李子粥	清蒸黄鱼 地黄麦冬煮鸭 洋葱炖羊排 煎番茄 （主食自配）	韭菜炒虾 清炒苋菜 三丝牛肉汤 （主食自配）	豆腐丝拌芹菜 雪梨三丝
星期四	洋葱粥	鸡肉扒油菜 空心菜炒肉 （主食自配）	小葱拌豆腐 核桃五味子羹	牛奶1杯
星期五	荸荠豆浆 紫甘蓝沙拉	番茄炒牛肉 菠菜魔芋汤 凉拌紫甘蓝 木耳蒸鲫鱼 （主食自配）	山楂薏米绿豆粥 炝拌豌豆苗 山药炖乌鸡 姜汁豇豆	玉米葡萄豆浆
星期六	猕猴桃西米粥	柠檬鳕鱼意面 番茄三文鱼	西芹鳕鱼 双菇汤 （主食自配）	酸奶1杯
星期日	三花玉米饼	五香驴肉 炸茄饼	黑米鸡肉粥	豆浆1杯

洋葱：洋葱中的前列腺素可直接作用于血管，使血压下降；还能促进肾脏排尿和排钠，从而起到较好的降压作用。

茄子：茄子中含有大量的维生素P，可保持毛细血管壁正常通透性。

山药：山药所含黏蛋白和活性多糖可降糖降脂、保护血管，对高血压患者非常有益。

芹菜：芹菜富含钾、钙、磷，有助于钠的代谢，调节血压，保护血管，防治高血压。

牛奶：牛奶含有丰富的钙元素，且富含人体所需的常见矿物质元素，有稳定情绪、降低血压的作用。

三文鱼：三文鱼中的脂肪中多含不饱和脂肪酸，而且含有丰富的 α－亚麻酸、亚油酸，不仅可以补脑、健脑，还可合成前列腺素，清除血液中杂质，有降压的作用。

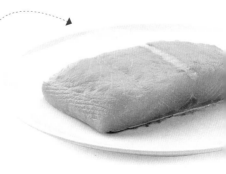

Mon.

星期一
健康食谱

高血压患者尽量少在外面就餐，因为快餐里油、盐、糖的含量较高，特别是并发高脂血症和糖尿病的人群更应注意。少吃腌制食物，包括咸鸭蛋、松花蛋、香肠等。烧菜时尽量不用味精，可以用其他调味品，如葱、蒜，减少食盐的摄入量，有助于控制血压。

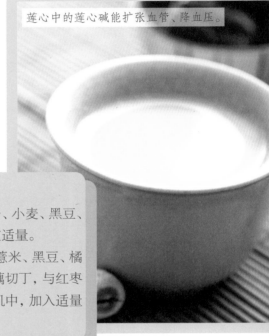

莲心中的莲心碱能扩张血管、降血压。

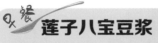

早餐　莲子八宝豆浆

原料：莲藕、大豆各 30 克，莲子、小麦、黑豆、薏米各 20 克，红枣 2 颗，橘子皮适量。

做法：①将莲子、大豆、小麦、薏米、黑豆、橘子皮用水浸泡 4 小时。②将莲藕切丁，与红枣和浸泡过的食材一起放入豆浆机中，加入适量清水，打浆后煮沸即可。

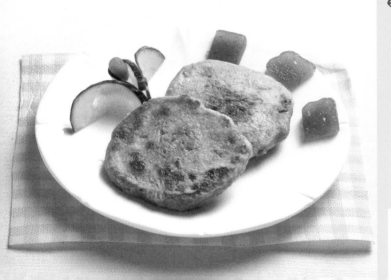

早餐　山药燕麦饼

原料：全麦面粉 150 克，粗燕麦片、山药各 30 克，盐适量。

做法：①山药去皮，洗净，切块，蒸熟后捣成泥。②将山药泥和面粉、燕麦片、盐、水混合揉成面团，做成小面饼，入油锅煎熟即可。

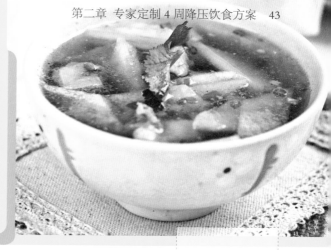

午餐　牛肉萝卜汤

原料： 牛肉 100 克，白萝卜 200 克，葱末、香菜段、盐、料酒各适量。

做法： ①牛肉洗净，切块；白萝卜洗净，切块。②锅中倒水，下牛肉块，大火煮开，撇去浮沫。下萝卜块，煲至牛肉块熟烂，调入适量盐、料酒，撒上葱末、香菜段即可。

降糖降压

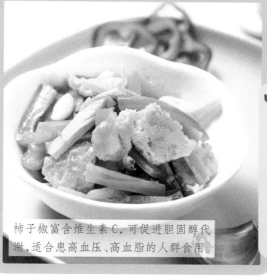

柿子椒富含维生素 C，可促进胆固醇代谢，适合患高血压、高血脂的人群食用。

午餐　柿子椒炒鸡蛋

原料： 鸡蛋 2 个，柿子椒 100 克，盐适量。

做法： ①柿子椒洗净切丝；鸡蛋打入碗中，搅匀。②油锅烧热，将鸡蛋倒入锅中，快速翻炒后盛出。③另起油锅，倒入柿子椒丝，大火翻炒至断生，倒入炒好的鸡蛋，加盐翻炒均匀，出锅即可。

午餐　洋葱炒肉片

原料： 洋葱 150 克，猪瘦肉 50 克，酱油、料酒、水淀粉、葱花、盐各适量。

做法： ①洋葱洗净切片；猪瘦肉洗净，切薄片。②油锅烧热，放猪瘦肉煸炒。③将洋葱下锅与肉同炒，放入酱油、料酒、盐略炒，水淀粉勾芡，撒上葱花即可。

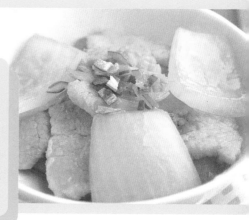

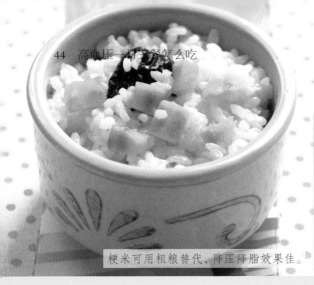

粳米可用粗粮替代，降压降脂效果佳。

午餐 双红饭

原料： 红薯 50 克，粳米 100 克，红枣 5 颗。

做法： ①将红薯去皮，洗净，切成小丁；红枣洗净；粳米洗净。②将红薯丁、红枣、粳米放入电饭煲中，加适量清水，煮熟即可。

午餐 蔬菜杂炒

原料： 荷兰豆 80 克，圆白菜 50 克，黄椒 1 个，紫甘蓝 20 克，盐适量。

做法： ①圆白菜、紫甘蓝洗净，切片；荷兰豆择洗干净，切片；黄椒去蒂和子后洗净，切丁。②油锅烧热，放入圆白菜片、荷兰豆片、黄椒丁炒熟，加盐调味即可。

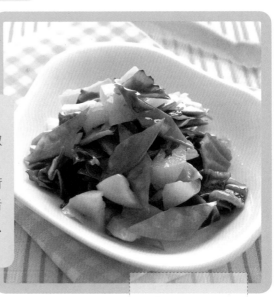

降 低胆固醇

芹菜是降压精品，芹菜茎和芹菜叶可一起食用。

晚餐 芹菜粥

原料： 芹菜 120 克，粳米 100 克。

做法： ①芹菜洗净，切碎；粳米洗净提前浸泡。②粳米加水煮沸，加入芹菜碎，熬煮成粥即可。

晚餐 虾米冬瓜

原料： 冬瓜 200 克，虾米 20 克，料酒、水淀粉、葱末、盐各适量。

做法： ①冬瓜去皮洗净，切片；虾米用温水泡软。②热油锅，放葱末、冬瓜片，翻炒；放入虾米、料酒、水、盐，大火烧沸后，转小火焖烧，至冬瓜熟透，勾芡即可。

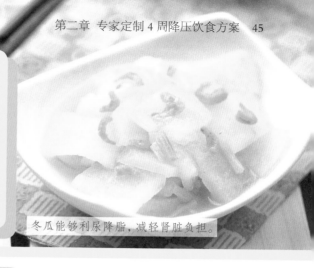

冬瓜能够利尿降脂，减轻肾脏负担。

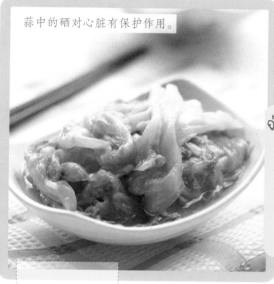

蒜中的硒对心脏有保护作用。

晚餐 蒜蓉炒生菜

原料： 生菜 300 克，蒜、盐各适量。

做法： ①生菜用流水冲洗干净，用手撕片。②蒜拍扁，切碎。③油锅烧热，爆香蒜蓉，倒入生菜片快炒，加盐炒匀即可。

降糖降脂

加餐 红小豆玉米须汤

原料： 玉米须 20 克，生地黄 3 克，红小豆 50 克。

做法： ①玉米须、生地黄分别洗净，煎煮取汁；红小豆洗净，提前浸泡 2 小时。②将红小豆放入玉米须、生地黄水中，熬煮成汤即可。

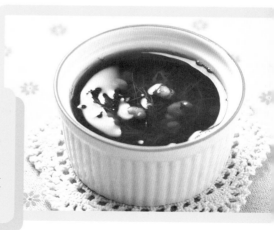

Tue.

星期二
健康食谱

高血压患者应按照合理比例，广泛摄入各类宜食食物，才能达到营养均衡，满足人体各种营养需求，提倡食用部分粗粮和杂粮作为主食。

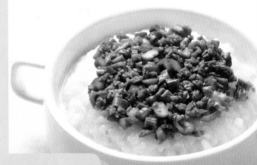

芦笋中的天冬酰胺和微量元素具有提高身体免疫力的功效。

降糖降压

饮餐 芦笋粥

原料： 粳米 50 克，芦笋 100 克。

做法： ①将芦笋洗净，切丁。②将粳米放入锅中，加水，用大火煮沸。③改用小火煮，粥将成时放入芦笋丁，继续煨煮 5 分钟即可。

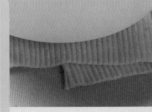

玉米有助降低血液黏稠度。

饮餐 南瓜玉米饼

原料： 面粉 200 克，南瓜 50 克，盐、玉米粒各适量。

做法： ①南瓜去皮，去子，洗净；上蒸笼蒸熟，用刀背压成泥。②将玉米粒洗净，加入南瓜泥、面粉、盐，做成面饼。③油锅烧热，放入南瓜饼，用小火煎至两面金黄即可。

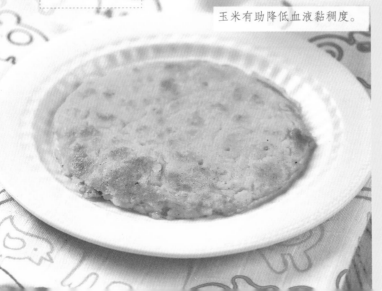

午餐 番茄豆角炒牛肉

原料：番茄 1 个，豆角 100 克，精牛肉、料酒、盐各适量。

做法：①精牛肉切成薄片；番茄洗净，切成块；豆角去筋，洗净，切成段。②油锅烧热，加肉片煸炒，待肉片发白时，再下番茄、豆角、盐略炒。③锅内加适量水，稍焖煮片刻即可。

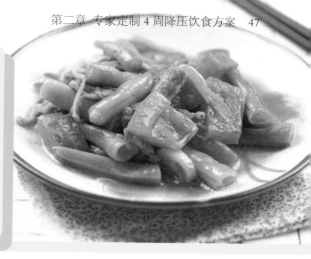

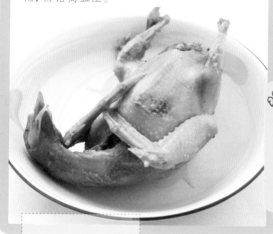

鸽肉脂肪含量低，可预防动脉硬化，防治高血压。

晚餐 清蒸枸杞鸽肉

原料：乳鸽 1 只，枸杞子、红枣各适量。

做法：①将乳鸽洗净，汆水。②把枸杞子和红枣用水浸泡，洗净后放入鸽腹内，隔水蒸熟即可。

降低胆固醇

晚餐 凉拌金针菇

原料：金针菇 150 克，葱花、盐、橄榄油各适量。

做法：①金针菇洗净去根，沸水焯 30 秒，沥干。②将橄榄油、盐调成味汁，淋在金针菇上，撒上葱花即可。

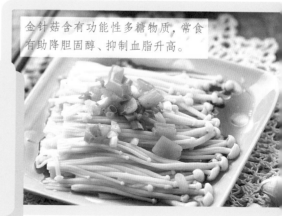

金针菇含有功能性多糖物质，常食有助降胆固醇、抑制血脂升高。

Wed.

星期三
健康食谱

高血压患者饮食以清蒸、煮为佳，可减少油脂的摄入，午餐可以摄入富含优质蛋白质的食物，如猪瘦肉、鱼类、豆制品等，同时摄入富含维生素 C 的食物，如新鲜蔬菜、水果等。

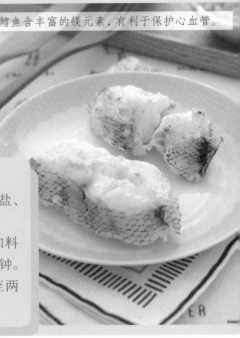

鳕鱼含丰富的镁元素，有利于保护心血管。

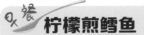

午餐　柠檬煎鳕鱼

原料： 鳕鱼 150 克，料酒、盐、柠檬汁各适量。

做法： ①鳕鱼洗净切块，加料酒、盐、柠檬汁腌制 20~30 分钟。②油锅烧热，放入鳕鱼煎至两面金黄即可。

降糖降压

李子富含维生素 C、氨基酸，可降低胆固醇的吸收。

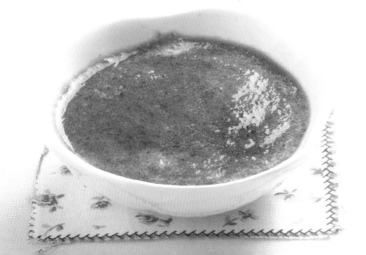

早餐　李子粥

原料： 粳米 100 克，李子适量。

做法： ①将李子洗净，去梗去核，榨汁。粳米淘洗干净。②将李子汁和粳米加入砂锅中煲煮，待粥黏稠即可。

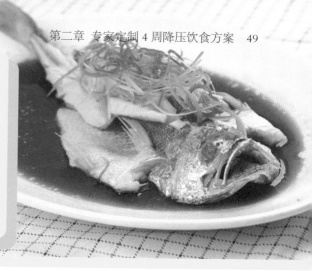

午餐 清蒸黄鱼

原料：黄鱼 1 条，青椒丝、红椒丝、姜片、葱段、淀粉、米酒、酱油、盐各适量。

做法：①将鱼清理干净。②油锅烧热，鱼放入油锅中，煎至微黄盛盘。③将米酒、酱油、盐勾芡成调味汁，淋在鱼上。再加入姜片、葱段一起入蒸锅蒸 20 分钟，撒上青、红椒丝即可。

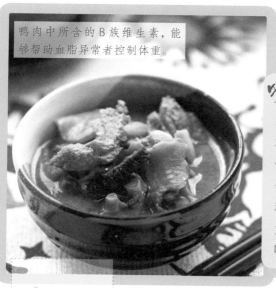

鸭肉中所含的 B 族维生素，能够帮助血脂异常者控制体重。

午餐 地黄麦冬煮鸭

原料：鸭肉 200 克，生地黄片、麦冬、料酒、姜、盐各适量。

做法：①将所有食材洗净。鸭肉切块；姜切片。②将生地黄、麦冬、鸭肉块、料酒、姜片一起放入砂锅内，加适量水，大火烧沸后改小火炖 30 分钟，加盐调味即可。

降糖降压

午餐 洋葱炖羊排

原料：羊排 150 克，洋葱 100 克，冬菇 4 朵，姜片、蒜蓉、胡椒粉、料酒、老抽、生抽、淀粉、盐各适量。

做法：①将冬菇浸软，沥干水；洋葱洗净切片。②羊排用生抽、淀粉、老抽、料酒拌匀，腌制 10 分钟。③起油锅下姜片、蒜蓉爆香，放入洋葱、羊排。④入胡椒粉、盐及冬菇，慢火炖至羊排熟烂，用水淀粉勾芡即可。

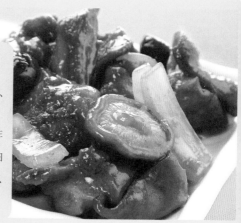

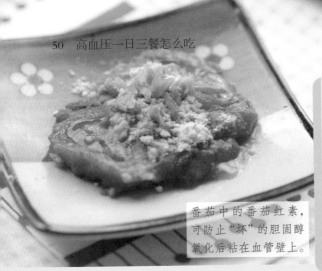

番茄中的番茄红素，可防止"坏"的胆固醇氧化后粘在血管壁上。

午餐 煎番茄

原料：番茄 2 个，面包粉 10 克，熟芹菜末适量。

做法：①将面包粉放入平底锅内，炒成焦黄色，盛出备用。②番茄用开水焯烫一下，剥去皮，切成薄片。③油锅烧热，放入番茄煎至两面焦黄，盛入小盘，撒上面包粉、熟芹菜末即可。

虾中含有丰富的镁，还可为人体补充优质蛋白质。

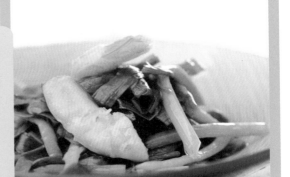

晚餐 韭菜炒虾

原料：虾肉 100 克，韭菜 200 克，酱油、盐各适量。

做法：①虾肉、韭菜洗净；韭菜切成长段。②油锅烧热，放入虾肉煸炒2~3 分钟；加酱油、盐稍炒。③放入韭菜，急火炒 4~5 分钟，盛入盘中即可。

降低胆固醇

苋菜富含钙、镁、铁等元素，具有保护心脑血管的功效。

晚餐 清炒苋菜

原料：苋菜 200 克，蒜、盐各适量。

做法：①将苋菜去老梗，洗净。②锅内不用放油，直接将苋菜与拍碎的蒜放入，以中火将苋菜烤萎。③顺锅边倒入植物油，将苋菜翻炒均匀，加入盐调味，以中小火将苋菜再烧 2~3 分钟，使其汤汁完全渗出即可。

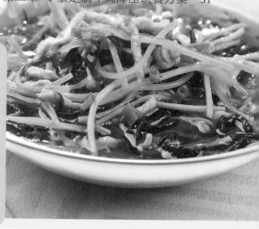

晚餐 三丝牛肉汤

原料：胡萝卜 200 克，牛肉 80 克，木耳 3 朵，葱花、盐各适量。

做法：①牛肉切丝；胡萝卜洗净，去皮，切丝；木耳洗净切丝。②油锅烧热，放入牛肉丝煸炒至八成熟，加木耳丝和胡萝卜丝炒匀。③锅内加入适量水，稍煮后加盐调味，撒上葱花即可。

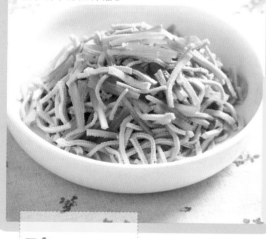

豆腐丝含钙丰富，有利于钠的排出，利于降压降脂。

加餐 豆腐丝拌芹菜

原料：豆腐丝 150 克，芹菜 50 克，醋、酱油、盐各适量。

做法：①芹菜洗净去叶，切条。②将豆腐丝和芹菜条盛盘，加调料拌匀即可。

降 低胆固醇

海蜇富含硒，能排除体内毒素。

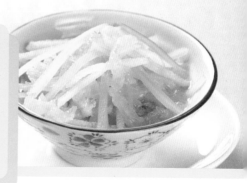

加餐 雪梨三丝

原料：海蜇头 200 克，雪梨 50 克，西芹 100 克，盐、香油各适量。

做法：①海蜇头用水泡 3~4 小时后，切细丝，氽烫；西芹、雪梨洗净，均切细丝。②将海蜇丝、西芹丝、雪梨丝加入盐、香油，拌匀即可。

Thu. 星期四
健康食谱

在少盐、少油的前提下，多吃洋葱、空心菜不仅能保证膳食纤维的摄入，也能降压降脂。洋葱所含成分能有效清除血管的自由基，保持血管弹性。洋葱中所含的前列腺素更可直接作用于血管而使血压下降，还能促进肾脏排尿和排钠，从而起到较好的降压作用。

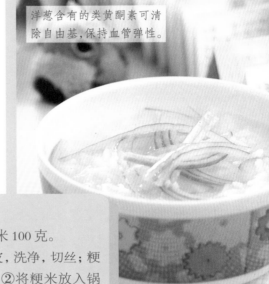

洋葱含有的类黄酮素可清除自由基，保持血管弹性。

吃餐 洋葱粥

原料：洋葱 30 克，粳米 100 克。

做法：①将洋葱去老皮，洗净，切丝；粳米提前浸泡 2 小时。②将粳米放入锅中煮粥，快熟时加入洋葱丝稍煮即可。

降糖降压

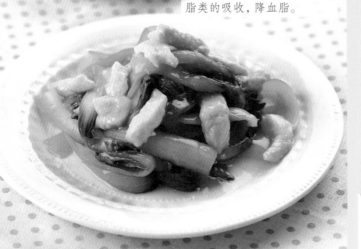

油菜含有膳食纤维，可减少脂类的吸收，降血脂。

吃餐 鸡肉扒油菜

原料：鸡肉 80 克，油菜 100 克，料酒、盐各适量。

做法：①将鸡肉洗净切小块；油菜洗净。②油锅烧热，放入鸡块，加入料酒，大火翻炒片刻，再加入油菜，炒熟后，加盐调味即可。

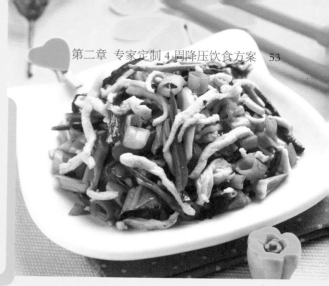

午餐 空心菜炒肉

原料： 猪瘦肉 50 克，空心菜 200 克，蒜末、盐各适量。

做法： ①空心菜择洗干净；猪瘦肉洗净，切丝。②油锅烧热，放猪瘦肉翻炒至变色，下空心菜。待空心菜变软时，调入盐、蒜末，翻炒至空心菜熟即可。

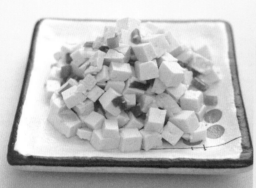

豆腐含多种人体必需的氨基酸。

晚餐 小葱拌豆腐

原料： 小葱 50 克，豆腐 200 克，盐、香油各适量。

做法： ①豆腐洗净切块，放入滚水中焯烫盛盘，加盐稍腌。②葱花撒在豆腐块上面，淋上香油，加入盐拌匀即可。

降 低胆固醇

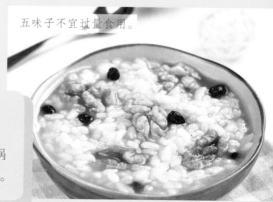

五味子不宜过量食用。

晚餐 核桃五味子羹

原料： 核桃仁 5 个，五味子 6 克，粳米 60 克。

做法： 将核桃仁、五味子和粳米一起放入锅中，加入清水用大火煮沸，再用小火稍煮即可。

Fri. 星期五
健康食谱

山药、荸荠含有大量的膳食纤维，还可滋补肝肾、治便秘、止口渴，对高血压并发糖尿病有很好的功效。

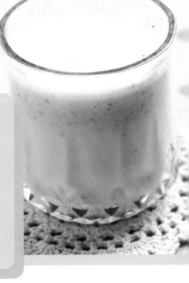

荸荠有滑肠通便作用，可缓解高血压患者的便秘症状。

早餐 荸荠豆浆

原料：荸荠 5 个，豆浆 250 毫升。

做法：①荸荠去皮，洗净，沸水焯烫约 1 分钟，放在臼内捣碎，再用洁净的纱布绞汁。②豆浆放在锅内，置中火烧沸后，掺入荸荠汁水，待再沸后，即可离火。倒入杯中，拌匀即可。

降糖降压

紫甘蓝中丰富的花青素苷和纤维素等成分，可以降低胆固醇。

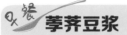

午餐 紫甘蓝沙拉

原料：紫甘蓝 200 克，彩椒 50 克，玉米粒 30 克，盐、白醋、柠檬汁、香油各适量。

做法：① 紫甘蓝洗净切条；彩椒洗净切丁；玉米粒洗净。将所有食材盛盘。② 将调味料淋入食材中，拌匀即可。

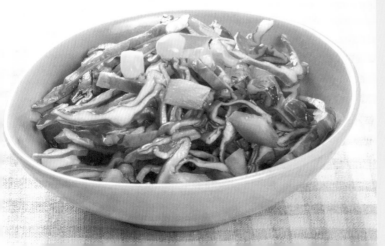

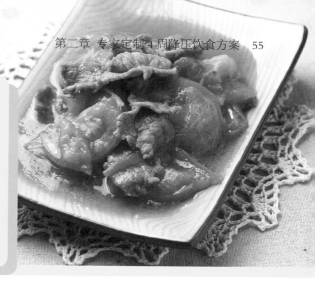

午餐 番茄炒牛肉

原料： 牛肉60克，番茄1个，姜丝、盐、酱油、料酒各适量。

做法： ①番茄洗净，切片；牛肉切片，用姜丝、盐、料酒、酱油腌制备用。②起油锅，下姜丝、牛肉，炒至七成熟，拣出姜丝，牛肉备用。③油锅烧热，下番茄，加盐，烩入牛肉炒熟即可。

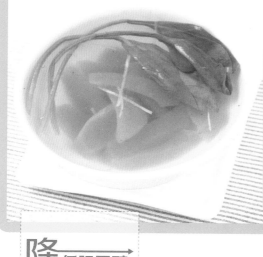

魔芋中的魔芋多糖成分可降血糖、降血脂。

午餐 菠菜魔芋汤

原料： 菠菜50克，魔芋80克，葱丝、盐、香油各适量。

做法： ①菠菜去根洗净；魔芋洗净切条。②油锅烧热，锅内入葱丝爆香，加入魔芋略炒，入水，稍沸后放入菠菜，稍煮盛碗，淋入香油即可。

降 低胆固醇

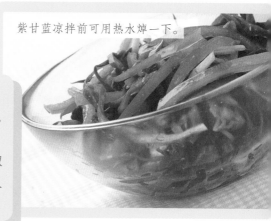

紫甘蓝凉拌前可用热水焯一下。

午餐 凉拌紫甘蓝

原料： 紫甘蓝100克，柿子椒、红甜椒各20克，盐、香油各适量。

做法： ①紫甘蓝洗净后切丝；柿子椒、红甜椒洗净，去子后切丝。②把三者混合装盘，加入适量香油、盐调味即可。

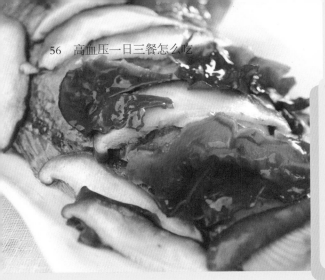

午餐 木耳蒸鲫鱼

原料： 鲫鱼 1 条，木耳 3 朵，香菇 25 克，料酒、植物油、盐各适量。

做法： ①木耳洗净，撕成小片；香菇洗净切片。②鲫鱼去鳞、鳃、内脏，洗净。③将鲫鱼放入盘子中，加入料酒、盐，在鱼上撒木耳、香菇，淋植物油，上笼蒸 30 分钟，出笼即可。

晚餐 山楂薏米绿豆粥

原料： 山楂 30 克，薏米 40 克，粳米 100 克，绿豆适量。

做法： ①山楂洗净后切片；薏米、粳米、绿豆洗净备用。②将食材一起放锅内煮粥即可。

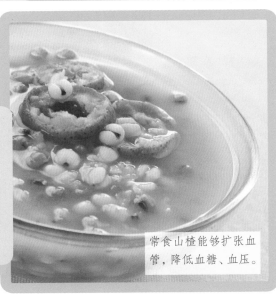

常食山楂能够扩张血管，降低血糖、血压。

晚餐 炝拌豌豆苗

原料： 豌豆苗 250 克，红甜椒丝、干辣椒、生抽、盐各适量。

做法： ①豌豆苗洗净备用。②锅里烧开水，撒入少量盐，放入豌豆苗焯烫，断生后捞出盛盘。③油锅烧热，爆香干辣椒；生抽、盐、辣椒油混合好，倒在豌豆苗上，拌匀；撒上红甜椒丝即可。

豌豆苗的嫩叶中富含维生素 C 和膳食纤维，可减肥降脂。

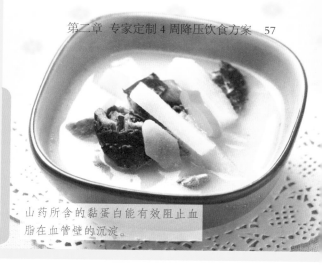

晚餐 山药炖乌鸡

原料： 乌鸡肉 200 克，山药段 100 克，葱段、姜片、料酒、盐各适量。

做法： ①把乌鸡肉剁块，放沸水中氽烫。②锅入清水、食材和调料，开锅后改小火炖至乌鸡肉熟透即可。

山药所含的黏蛋白能有效阻止血脂在血管壁的沉淀。

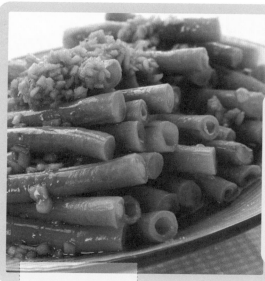

晚餐 姜汁豇豆

原料： 豇豆 150 克，姜末、蒜末、盐、白醋、香油各适量。

做法： ①豇豆洗净，入沸水中焯烫。②捞出豇豆，用冷水过凉，切段，摆盘。③姜末、蒜末、盐、白醋、香油混一起调汁，淋在豇豆上即可。

降 低胆固醇

大豆富含大豆蛋白和钾元素，有很好的辅助降压作用，可预防高血压和血管硬化。

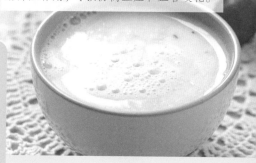

加餐 玉米葡萄豆浆

原料： 大豆、鲜玉米粒、葡萄各适量。

做法： ①大豆提前泡发；玉米粒洗净；葡萄洗净去籽，对切。②所有食材放入豆浆机一起榨汁即可。

Sat. 星期六 健康食谱

鳕鱼和三文鱼富含 二十碳五烯酸（EPA）和二十二碳六烯酸（DHA），能够降低血液低密度胆固醇、甘油三酯的含量，从而降低糖尿病性脑血管病的发病率。

猕猴桃中的果胶和膳食纤维可以降低胆固醇浓度。

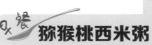

早餐 猕猴桃西米粥

原料：西米 30 克，猕猴桃 1 个。

做法：①西米洗净，用清水浸泡 20 分钟，发好备用；猕猴桃洗净，去皮切丁。②锅中放入 1500 毫升水，用大火煮沸，加入西米、猕猴桃丁，再次煮沸后改用小火煮 20 分钟。③把粥盛入碗中即可。

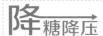

降糖降压

鳕鱼中含有一种人体无法自身合成的 ω-3 脂肪酸，有助于防治心血管疾病。

午餐 柠檬鳕鱼意面

原料：意面 100 克，鳕鱼 50 克，洋葱、柠檬汁、盐、葱花各适量。

做法：①将意面煮熟。②鳕鱼切块，加盐、柠檬汁腌渍，煎熟备用；洋葱去皮冲净，切片。③油锅烧热，加洋葱片炒香，再加煮熟的意面翻炒，加少许盐，将煎好的鳕鱼、意面装盘，撒上葱花即可。

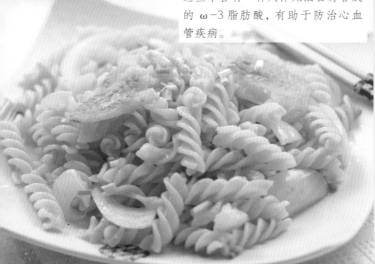

午餐 番茄三文鱼

原料：三文鱼 300 克，番茄 1 个，盐、蚝油各适量。

做法：①番茄洗净，切块。②油锅烧热，将三文鱼块煎至两面金黄盛盘。③余油中放番茄，翻炒后放盐、蚝油、水，煮至汁液黏稠后倒在三文鱼上即可。

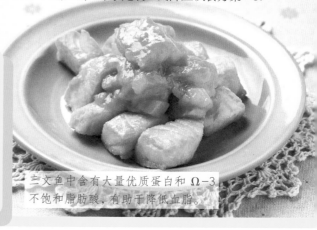

三文鱼中含有大量优质蛋白和 $\Omega-3$ 不饱和脂肪酸，有助于降低血脂。

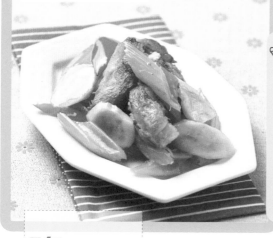

西芹中含有多种矿物质和维生素，利于降压。

晚餐 西芹鳕鱼

原料：西芹 150 克，鳕鱼 150 克，蟹肉 50 克，料酒、淀粉、红甜椒、盐各适量。

做法：①鳕鱼洗净，切块，加盐、淀粉拌匀腌渍；蟹肉切片；西芹择洗干净，切段；红甜椒去蒂、去子，洗净切片。②油锅烧热，放鳕鱼块、西芹段、红甜椒片，加盐翻炒，再加入蟹肉炒熟即可。

降低胆固醇

晚餐 双菇汤

原料：香菇 100 克，金针菇 50 克，盐适量。

做法：①香菇去蒂，洗净，切片；金针菇去根，洗净。②油锅烧热，放香菇片、金针菇翻炒片刻，加水，调入盐，煮熟即可。

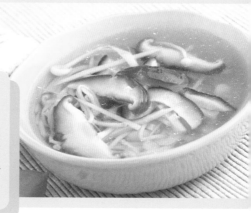

Sun.

星期日
健康食谱

玉米是一种很好的粗粮，我们可以在早餐的时候蒸一根玉米吃，也可把玉米和其他粗粮搭配食用，因为粗粮中的 B 族维生素、矿物质和膳食纤维含量较高，适于高血压并发糖尿病的人群食用，粗粮可延缓饭后葡萄糖吸收的速度，有助于延缓血糖升高。

玉米富含植物甾醇，能降低胆固醇，预防动脉硬化的发生。

早餐 三花玉米饼

原料： 玉米粉、糯米粉、面粉各 200 克，鸡蛋 2 个，葡萄干、玉米粒各 50 克，薄荷叶适量。

做法： ①将玉米粉、糯米粉、面粉混合均匀；鸡蛋打散。②将 3 种粉与鸡蛋液、玉米粒加水调成糊状。③油锅烧热，盛入适量面糊，摊成饼，两面烙呈金黄色，撒上薄荷叶盛盘即可。

降糖降压

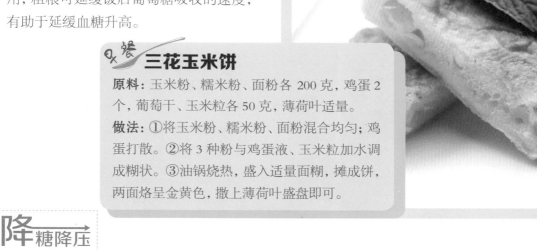

驴肉蛋白质含量高，但属发物，不宜过多食用。

午餐 五香驴肉

原料： 驴肉 200 克，花椒、八角、葱段、姜片、蒜瓣、料酒、酱油、盐各适量。

做法： ①将驴肉放入锅中，加水没过驴肉即可，大火煮沸后撇去浮沫。②将全部佐料放入锅中，大火煮沸后，用中火焖煮 2 小时，盛出切片即可。

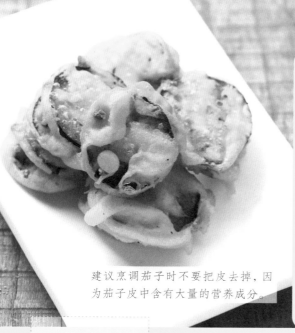

建议烹调茄子时不要把皮去掉，因为茄子皮中含有大量的营养成分。

午餐　炸茄饼

原料： 茄子 300 克，肉末 100 克，鸡蛋 1 个，淀粉、黄酒、葱末、姜末、盐各适量。

做法： ①茄子洗净切斜片，在茄子片中间切一刀，但不要切断，再放入盐水中备用；肉末加黄酒、葱末、姜末、盐搅拌均匀成肉馅；鸡蛋打碎与淀粉调成糊。②将肉馅塞入茄夹内，做成茄饼，撒少许干淀粉后放入鸡蛋糊内挂糊。③油锅烧至八成热时，将茄饼逐个下锅炸至金黄即可。

降 低胆固醇

黑米所含的锌有助于降低胆固醇，起到保护血管的作用。

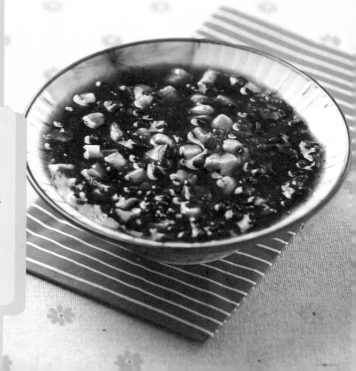

晚餐　黑米鸡肉粥

原料： 黑米 200 克，鸡肉 150 克，鲜香菇 50 克，盐适量。

做法： ①鸡肉煮熟切丁；香菇洗净切丁；黑米洗净。②锅内加水，下入黑米烧沸，然后再下入香菇丁，用小火熬至七成熟。③下入鸡丁、盐继续熬至软烂即可。

第3周

膳食纤维能够"带走"血管中的多余物,保护血管健康,降低血压。世界卫生组织推荐,每日至少从膳食中摄入 25 克膳食纤维。

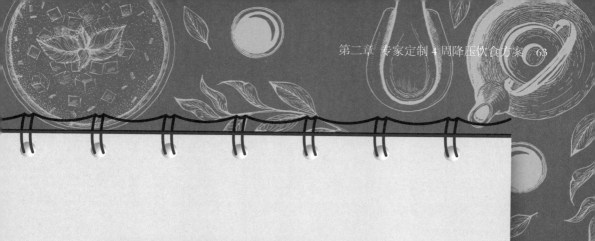

坚持高纤维素饮食，稳定血压

　　膳食纤维是一种不能被人体消化的碳水化合物，分为可溶性膳食纤维和不可溶性膳食纤维两大类。

　　纤维素、半纤维素和木质素是 3 种常见的不可溶性膳食纤维，存在于植物细胞壁中。不可溶性纤维主要来自小麦糠、果皮和根茎类蔬菜等。

　　果胶和树胶等属于可溶性膳食纤维，存在于自然界的非纤维性物质中。可溶性膳食纤维主要来自大麦、豆类、胡萝卜、柑橘、燕麦等食物中。

　　膳食纤维要注意摄入量，过多摄取膳食纤维会阻碍消化，可能引起腹胀和消化不良，还会影响人体对钙、铁、锌等元素的吸收，降低蛋白质的消化吸收率。特别是老年人、肠胃虚弱的人，吃高膳食纤维的食物会感到肠胃不舒服，因此，要合理摄入高膳食纤维的食物。

第3周　降压食谱清单

　　膳食纤维不仅能带来饱腹感，还能促进胃肠蠕动，提高新陈代谢的速度，因此高血压患者要多吃膳食纤维含量高的食物。特别是并发高脂血症和糖尿病的高血压患者更宜多食富含膳食纤维的食物，可降低血液中胆固醇的含量，预防心血管并发症。

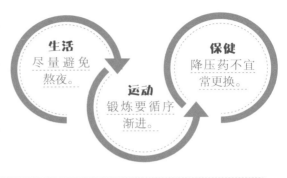

生活
尽量避免熬夜。

运动
锻炼要循序渐进。

保健
降压药不宜常更换。

	早餐	午餐	晚餐	加餐
星期一	鱼蓉菠菜粥 柳橙菠萝汁	苦苣拌核桃仁 炝炒圆白菜 黄瓜炒兔肉 （主食自配）	白绿降压汤 爆炒西蓝花 菠菜拌粉丝 桑葚黑芝麻糊	苹果甜梨鲜汁 苹果香蕉芹菜汁
星期二	猪瘦肉圆白菜粥	清炒茼蒿 苹果炖鱼 （主食自配）	银耳拌豆芽 番茄燕麦汤 （主食自配）	橙子1个
星期三	香菇荞麦粥 裙带菜土豆饼	豆腐木耳汤 茭白炒鸡丝 菠萝橘子魔芋汤 玉米笋清炒芥蓝 （主食自配）	紫菜蛋花汤 凉拌西瓜皮 南瓜炒芸豆 （主食自配）	火龙果西米露
星期四	芥菜红薯汤	蒜蓉丝瓜蒸粉丝 白灼芥蓝 （主食自配）	小白菜冬瓜汤 清甜三丁 （主食自配）	牛奶1杯
星期五	山药南瓜蒸红枣 玉米胡萝卜粥	番茄烧茄子 柿子椒玉米粒 山药蒸兔肉 醋熘白菜 （主食自配）	凉拌海蜇皮 红枣核桃仁粥 荠菜煮鸡蛋	黄瓜肉片汤 红豆山楂汤
星期六	水果燕麦粥	猪血菠菜汤 口蘑炒莴笋 （主食自配）	荞麦松子粥 烤蒜	酸奶1杯
星期日	珍珠母粥	炖老鸭 番茄苹果饮 （主食自配）	海参木耳汤 高粱米红枣粥	全麦面包1片

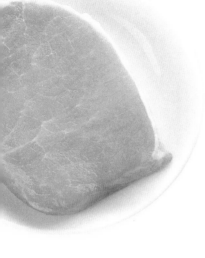

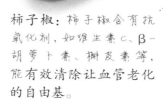

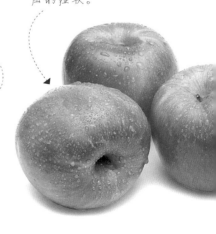

猪瘦肉：猪瘦肉能够提供大量的优质蛋白质和必需脂肪酸，有利于高血压、高脂血症患者保护血管健康。

荞麦：富含芦丁及钙、镁、铜、硒等矿物质，有助降脂降糖、预防高血压及心血管疾病。

土豆：土豆含有丰富的钾，可以帮助平衡体液中钠的相对含量，还能舒张血管，保护血管健康，维持稳定的血压，降低脑卒中的发病率。

茼蒿：茼蒿中的挥发油有健脾胃的功效，有利于辅助治疗因脾胃不和引起的原发性高血压。

苹果：苹果中含有丰富的钾，能促进血液中钠的排出，使血压下降，从而缓解高血压的症状。

柿子椒：柿子椒含有抗氧化剂，如维生素 C、β-胡萝卜素、槲皮素等，能有效清除让血管老化的自由基。

Mon. 星期一 健康食谱

除了增加膳食纤维的摄入外，高血压患者还可适当摄入一些优质蛋白质和维生素，如奶、蛋、鱼肉、虾肉、鸡肉、鸭肉等，以及新鲜的蔬菜水果。

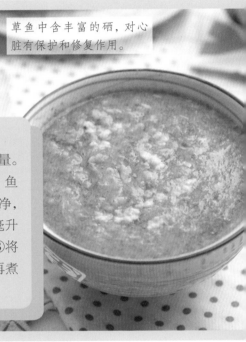

草鱼中含丰富的硒，对心脏有保护和修复作用。

早餐 鱼蓉菠菜粥

原料：粳米 100 克，菠菜 50 克，草鱼 30 克，盐适量。

做法：①菠菜洗净，开水中烫一下捞出，切末；鱼肉洗净，去骨刺，用刀剁碎成为鱼蓉。②粳米洗净，浸泡半小时后捞出，放入锅中，加入约 1000 毫升冷水，用大火烧沸后，改用小火慢煮成稠粥。③将鱼蓉和菠菜末放入粥内，加入盐调味，用小火再煮 5 分钟左右即可。

降糖降压

柳橙内含抗氧化成分，可以增强人体免疫力。

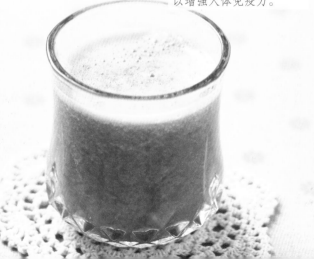

早餐 柳橙菠萝汁

原料：柳橙 150 克，菠萝 50 克，番茄 1 个，西芹 50 克，柠檬 30 克。

做法：①番茄洗净，切块；柳橙、柠檬去皮，与菠萝均切成小块；西芹洗净，切成小段。②将番茄块、柳橙块、菠萝块、西芹段、柠檬块放进榨汁机中榨汁。③将蔬果汁倒入杯中即可。

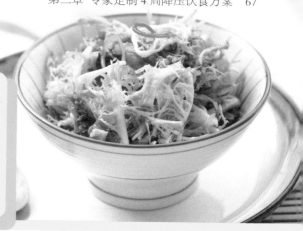

午餐　苦苣拌核桃仁

原料：苦苣 80 克，核桃仁、红椒丝、盐、醋、香油各适量。

做法：①苦苣洗净，控水盛盘；核桃仁洗净。②将调味料调匀，倒入苦苣核桃仁中，撒上红椒丝即可。

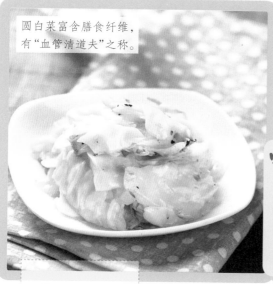

圆白菜富含膳食纤维，有"血管清道夫"之称。

午餐　炝炒圆白菜

原料：圆白菜 200 克，花椒、盐各适量。

做法：①将圆白菜洗净，用手撕成小块。②油锅烧热，放入花椒煸香，放圆白菜翻炒，调入少许盐，翻炒均匀即可。

降低胆固醇

午餐　黄瓜炒兔肉

原料：兔肉 120 克，黄瓜 250 克，木耳 6 朵，盐、酱油、水淀粉各适量。

做法：①黄瓜洗净，切片；木耳洗净，切片；兔肉切成片。②油锅烧热，下兔肉片炒至刚熟取出。③另起油锅下黄瓜片、兔肉片、木耳片、酱油、盐炒片刻，加入水淀粉勾芡即可。

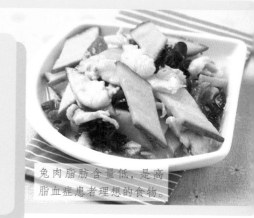

兔肉脂肪含量低，是高脂血症患者理想的食物。

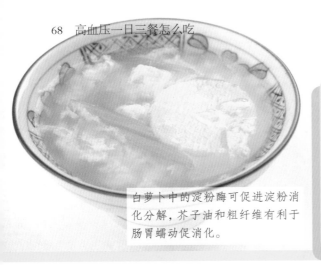

白萝卜中的淀粉酶可促进淀粉消化分解，芥子油和粗纤维有利于肠胃蠕动促消化。

晚餐 白绿降压汤

原料： 白萝卜 250 克，芹菜 100 克，鸡蛋 1 个，盐、香油各适量。

做法： ①白萝卜洗净去皮，切薄片；芹菜去叶洗净，切段。②将芹菜段、白萝卜片放入沸水锅中，煮 10 分钟，打入鸡蛋，淋上香油，撒盐调味即可。

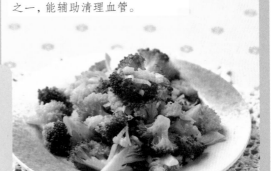

西蓝花是含有类黄酮较多的食物之一，能辅助清理血管。

晚餐 爆炒西蓝花

原料： 西蓝花 200 克，盐、蒜各适量。

做法： ①将西蓝花洗净，切块，焯水；蒜洗净，切末。②在锅中倒油，烧热后将蒜末爆香，然后倒入西蓝花，加盐炒匀即可。

降 低胆固醇

晚餐 菠菜拌粉丝

原料： 菠菜 200 克，粉丝 100 克，盐、醋、香油各适量。

做法： ①将粉丝放入温水中泡软，捞出备用；菠菜洗净，入沸水中焯一下，捞出备用。②将粉丝和菠菜一同放入碗中，加入盐和醋，淋上香油，拌匀即可。

菠菜根中的营养更丰富，最好一起食用。

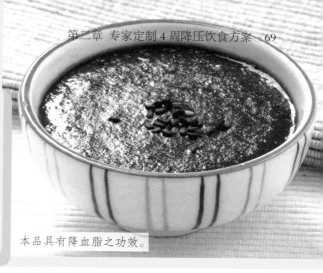

桑葚黑芝麻糊

原料： 桑葚 60 克，粳米 80 克，黑芝麻 60 克。

做法： ①将桑葚、黑芝麻、粳米洗净，捣烂，备用。②在锅里加适量水煮沸后加入捣烂的浆液，煮成糊状即可。

本品具有降血脂之功效。

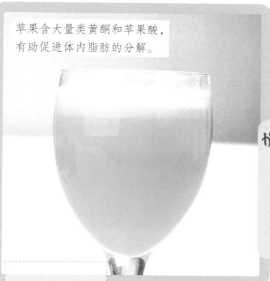

苹果含大量类黄酮和苹果酸，有助促进体内脂肪的分解。

降脂降压

加餐 **苹果甜梨鲜汁**

原料： 苹果、梨各 1 个，柠檬汁适量。

做法： ①苹果、梨分别削皮，洗净，去核，切块。②将苹果和梨一起放入榨汁机中榨出果汁，加入柠檬汁拌匀即可。

加餐 **苹果香蕉芹菜汁**

原料： 苹果半个，芹菜 50 克，香蕉 1 根，柠檬汁适量。

做法： ①苹果洗净，去皮，去核；芹菜洗净，取叶；香蕉去皮。②将苹果、香蕉切成小块，和芹菜叶一起放入榨汁机中加适量水榨汁，滴入少许柠檬汁即可。

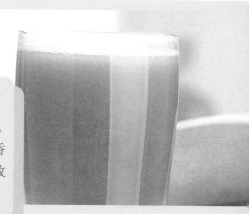

Tue. 星期二
健康食谱

高血压患者要多食含钾丰富的食物，如土豆、紫菜、香蕉、橙子等。特别是高血压患者开始进行限钠饮食时，要注意含钾食物的摄入，降压效果会更明显。

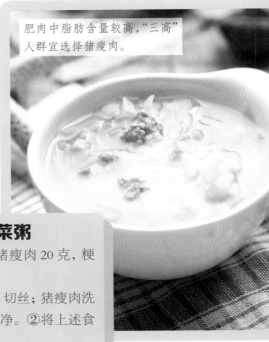

肥肉中脂肪含量较高，"三高"人群宜选择猪瘦肉。

早餐 猪瘦肉圆白菜粥

原料：圆白菜 30 克，猪瘦肉 20 克，粳米 100 克。

做法：①圆白菜洗净，切丝；猪瘦肉洗净，切碎；粳米淘洗干净。②将上述食材熬煮成粥即可。

降糖降压

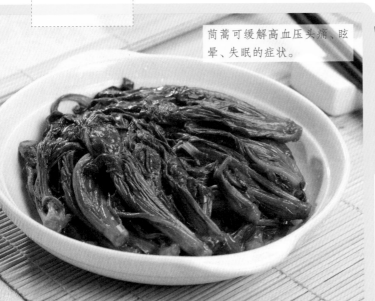

茼蒿可缓解高血压头痛、眩晕、失眠的症状。

午餐 清炒茼蒿

原料：茼蒿 100 克，盐适量。

做法：①茼蒿择洗干净，沥水盛盘。②油锅烧热，将茼蒿快速翻炒，炒至菜变软时，加入盐炒匀即可。

午餐 苹果炖鱼

原料： 鲫鱼100克，瘦肉150克，苹果2个，红枣2颗，盐、胡椒粉、料酒、清汤各适量。

做法： ①红枣去核洗净；鲫鱼切块；瘦肉切片；苹果去皮，去核，切成瓣状。②热油锅，放入鱼块，用小火煎至两面稍黄，倒入料酒，加入瘦肉片、红枣，注入清汤，用中火炖。③待炖汤稍白，加入苹果瓣，调入盐、胡椒粉，再炖20分钟即可。

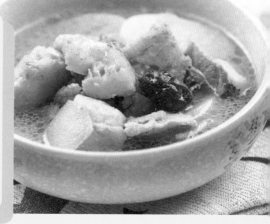

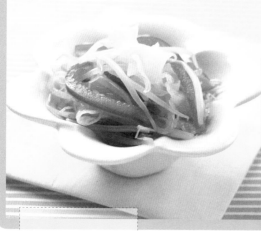

绿豆芽中维生素C含量高，脂肪含量少，能降压减肥。

晚餐 银耳拌豆芽

原料： 干银耳3朵，绿豆芽80克，柿子椒30克，盐、香油各适量。

做法： ①干银耳泡发后切丝；绿豆芽去根洗净；柿子椒洗净，切丝。②将绿豆芽、柿子椒丝和银耳放入沸水中烫熟，捞出放入盘中，加盐、香油调味即可。

降 低胆固醇

晚餐 番茄燕麦汤

原料： 燕麦片100克，番茄丁1个，低脂奶200毫升，蒜蓉、盐、胡椒粉各适量。

做法： ①油锅烧热，爆香蒜蓉，加入燕麦片、清水、番茄丁拌匀，大火煮沸后转小火煮5分钟。②倒入低脂奶，加少许盐及胡椒粉调味，煮至微沸即可。

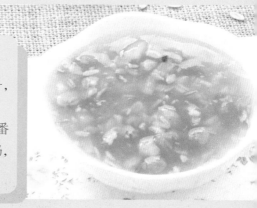

Wed. 星期三 健康食谱

高血压患者适宜坚持饮食清淡的原则，选择肉类食物时尽量选择瘦肉，少吃动物内脏。饭前可喝清淡的汤，减少主食的摄入，但要注意尽量不喝肉汤，因为肉汤里有很多脂肪和盐。

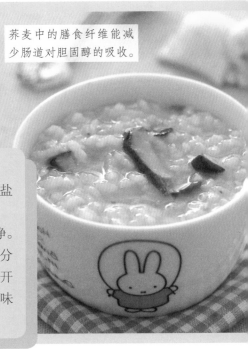

荞麦中的膳食纤维能减少肠道对胆固醇的吸收。

早餐 香菇荞麦粥

原料：荞麦 40 克，鲜香菇 20 克，粳米 60 克，盐适量。

做法：①香菇洗净切片；粳米和荞麦淘洗干净。②粳米和荞麦加水大火煮沸，再转小火煮 45 分钟，并不时搅拌。③放入香菇片，添入适量开水稀释粥底。④以小火续煮 10 分钟，加盐调味即可。

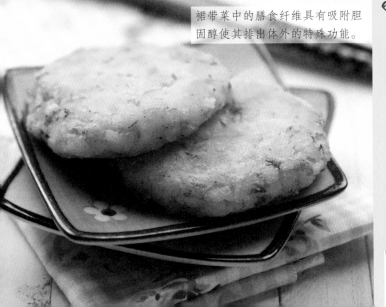

裙带菜中的膳食纤维具有吸附胆固醇使其排出体外的特殊功能。

早餐 裙带菜土豆饼

原料：干裙带菜 20 克，土豆 30 克，淀粉 5 克，盐适量。

做法：①干裙带菜切碎，用热水焯烫；土豆煮熟，去皮，趁热压成土豆泥。②在土豆泥中加入裙带菜碎和盐搅拌均匀，做成 2 个小饼，在饼上均匀地裹上淀粉。③油锅烧热，将裹上淀粉的小饼两面煎黄即可。

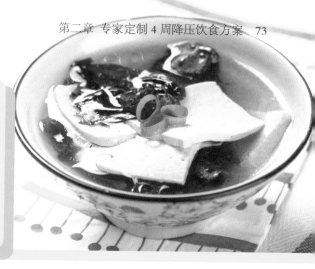

午餐 豆腐木耳汤

原料：豆腐 100 克，干木耳 5 朵，葱花、盐各适量。

做法：①干木耳泡发，去蒂洗净，撕片；豆腐洗净，切片。②油锅烧热，放入木耳翻炒，稍后下入豆腐片，注入适量清水，放盐调匀，小火烧熟，撒上葱花即可。

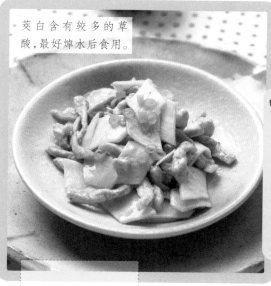

茭白含有较多的草酸，最好焯水后食用。

午餐 茭白炒鸡丝

原料：茭白 200 克，鸡肉 50 克，料酒、酱油、盐、葱花各适量。

做法：①茭白洗净切片，焯水；鸡肉切丝，加料酒、酱油腌制。②油锅烧热，加入鸡丝爆炒，加入茭白片、盐炒熟，撒葱花盛盘即可。

降低胆固醇

午餐 菠萝橘子魔芋汤

原料：魔芋、菠萝、苹果、橘子各适量。

做法：①所有食材洗净，切成适当大小的块。②魔芋入砂锅加水稍煮，再加入其他水果块即可。

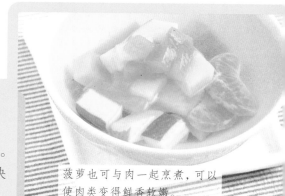

菠萝也可与肉一起烹煮，可以使肉类变得鲜香软嫩。

玉米笋含有丰富的维
生素、蛋白质、矿物质。

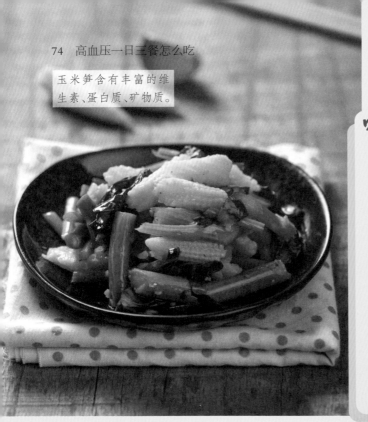

午餐 玉米笋清炒芥蓝

原料： 芥蓝 200 克，玉米笋
（罐装）100 克，蒜、盐、香油
各适量。

做法： ①芥蓝洗净，切段；玉
米笋洗净，切斜段；蒜去皮，
切末。②将芥蓝、玉米笋分别
用沸水加少许盐焯一下，放入
冷水中冷却，捞出沥干水分。
③油锅烧热，爆香蒜末，放入
芥蓝和玉米笋翻炒。④加入
盐翻炒片刻，待菜炒熟后，淋
少许香油即可。

紫菜可以用来做汤，也可以
泡发后凉拌或烧菜。

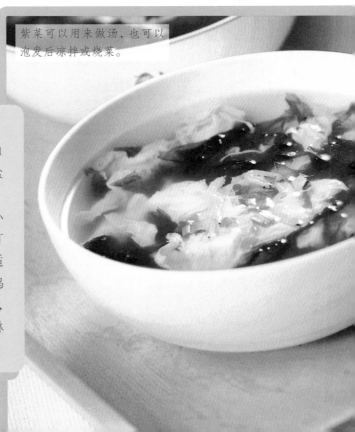

晚餐 紫菜蛋花汤

原料： 紫菜 5 克，鸡蛋 1
个，葱花、虾皮、香油、盐
各适量。

做法： ①将紫菜洗净，撕小
片。②鸡蛋放入碗中，打
成蛋液。③在锅中放入适
量的水烧沸，然后淋入鸡
蛋液。④等鸡蛋花浮起时，
加盐，加入紫菜和虾皮，淋
入香油，撒上葱花即可。

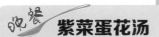

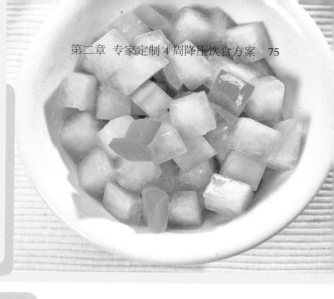

晚餐　凉拌西瓜皮

原料：西瓜皮 500 克，红甜椒 20 克，盐适量。

做法：①西瓜皮洗净，去绿衣，切丁。②加入少许盐、凉开水，腌制 10 分钟，挤干水分，放入盘内；红甜椒洗净，切丁。③锅内放油烧热，将热油淋在西瓜皮丁、红甜椒丁上，拌匀即可。

南瓜中含有的矿物质，如钾、镁等，有预防骨质疏松和降压功效。

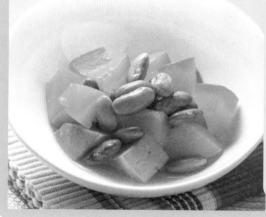

晚餐　南瓜炒芸豆

原料：白芸豆 100 克，南瓜 200 克，白醋、盐、胡椒粉各适量。

做法：①白芸豆剥好洗净，泡 4~6 小时，加水煮熟，控水晾凉；南瓜洗净，切丁。②油锅烧五成热，倒入白芸豆、南瓜丁、盐、胡椒粉、白醋快速翻炒均匀即可。

加餐　火龙果西米露

原料：火龙果 250 克，西米 60 克。

做法：①火龙果去皮取肉，切丁。②西米洗净，浸泡 10 分钟，放入沸水中慢火煮至透明，倒在疏孔筛内，用水冲至凉透，沥去水分。③烧开水，放入火龙果稍煮，下西米，续煮片刻即可。

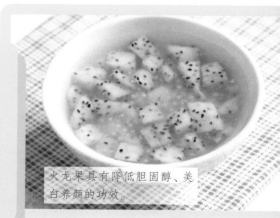

火龙果具有降低胆固醇、美白养颜的功效。

Thu.

星期四
健康食谱

減少热量的摄入是降压减脂的根本，所以高血压患者适宜以清蒸或者水煮代替红烧，不仅可以减少热量的摄入，还可控制油脂的摄入量，有利减肥。每日的食用油摄入量适宜控制在 10~20 毫升。

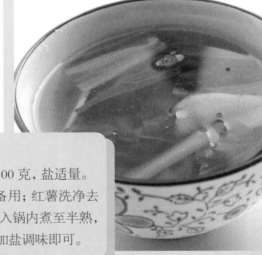

芥菜含有胡萝卜素和大量纤维素，可防治便秘，尤其适于老年人及习惯性便秘者食用。

吃餐 芥菜红薯汤

原料： 芥菜 200 克，红薯 100 克，盐适量。

做法： ①芥菜洗净，切段备用；红薯洗净去皮，切成小片。②红薯片放入锅内煮至半熟，放入芥菜段熬煮至软烂，加盐调味即可。

降糖降压

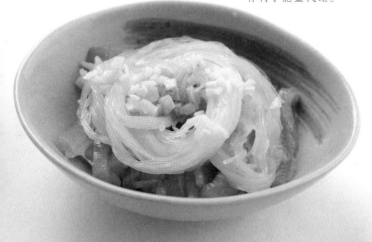

丝瓜所含的 B 族维生素有利于能量代谢。

吃餐 蒜蓉丝瓜蒸粉丝

原料： 丝瓜段 200 克，粉丝 100 克，蒜末 20 克，香油、盐、醋各适量。

做法： ①将丝瓜段蒸熟；粉丝焯熟；盛入碗中备用。②油锅烧热，入蒜末爆香，出锅前滴上香油，撒盐兑成蒜蓉汁。③将蒜蓉汁淋在粉丝、丝瓜上，加醋，入锅继续蒸 1 分钟，出锅即可。

午餐　白灼芥蓝

原料： 芥蓝 200 克，红椒丝、葱丝、姜丝、生抽、盐各适量。

做法： ①芥蓝择洗干净。②将生抽、部分姜丝加水煮开制成调味汁。③另起锅，加水、盐、植物油，将芥蓝煮熟装盘，淋上调味汁，摆上葱丝、剩余姜丝、红椒丝即可。

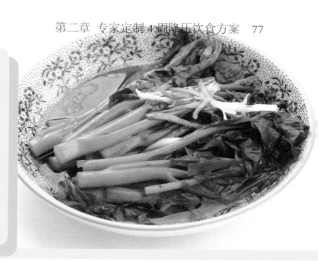

冬瓜减肥降脂功效显著。

晚餐　小白菜冬瓜汤

原料： 小白菜 200 克，冬瓜 50 克，盐适量。

做法： ①小白菜洗净，去根切段；冬瓜去皮切片。②锅中倒水，加入小白菜段、冬瓜片，小火炖煮 10 分钟，加盐调味即可。

降低胆固醇

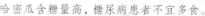

哈密瓜含糖量高，糖尿病患者不宜多食。

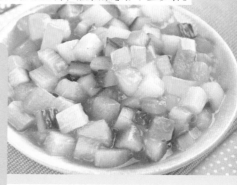

晚餐　清甜三丁

原料： 哈密瓜、山药、黄瓜各 40 克，盐适量。

做法： ①将 3 种食材洗净，切丁；锅中烧开水，放入山药丁煮软后，放黄瓜丁略煮，捞出沥水备用。②锅中放油烧热，将山药丁下锅和黄瓜丁同炒，最后下哈密瓜丁，放盐稍调味即可。

Fri. 星期五 健康食谱

高血压患者每天在主食上可多选择土豆、山药、南瓜等代替粳米、精面，适量补充红枣、核桃等食物，饮食多样化不仅可以维持营养的平衡，还可提供足够的维生素和矿物质。

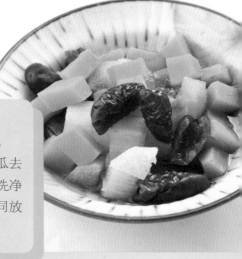

山药中所含的糖蛋白有降低血糖的作用。

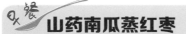

早餐 山药南瓜蒸红枣

原料： 山药、南瓜各 200 克，红枣 4 颗。

做法： ①山药去皮，洗净，切小块；南瓜去皮，去瓤，也切成相同大小的块；红枣洗净去核。②将山药块、南瓜块、红枣一同放入蒸锅中，蒸半个小时后取出即可。

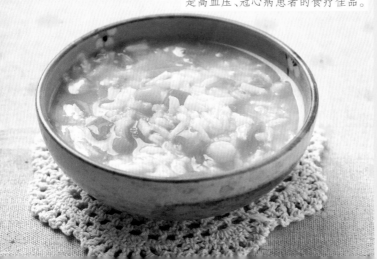

胡萝卜中含有一些降糖、降压物质，是高血压、冠心病患者的食疗佳品。

早餐 玉米胡萝卜粥

原料： 玉米粒 40 克，粳米 100 克，胡萝卜 50 克，盐、高汤各适量。

做法： ①胡萝卜洗净，切丁；玉米粒、粳米淘洗干净。②将玉米粒、胡萝卜丁与粳米同煮成粥，粥滚开后加盐调味，并加入高汤煮熟即可。

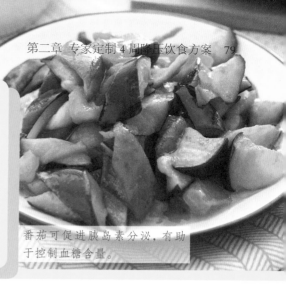

午餐 番茄烧茄子

原料：茄子 300 克，番茄 1 个，柿子椒、蚝油、盐、生抽各适量。

做法：①茄子洗净切块，浸泡 10 分钟，沥干；柿子椒洗净，切片；番茄去皮切块。茄子过油并用吸油纸将油吸净。②油锅烧热，倒入番茄块、生抽，炒至糊状。倒入过油的茄子块、柿子椒片翻炒，加蚝油略炒，加盐调味即可。

番茄可促进胰岛素分泌，有助于控制血糖含量。

注意发霉的玉米不可食用。

午餐 柿子椒玉米粒

原料：玉米粒 150 克，柿子椒 25 克，盐适量。

做法：①将玉米粒洗净；柿子椒洗净切丁。②油锅烧热，放入柿子椒丁炒蔫铲起，将玉米粒入锅炒至断生，入油加柿子椒丁、盐炒匀即可。

降脂降压

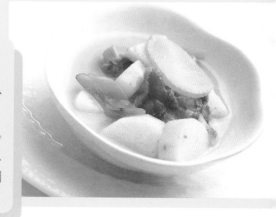

午餐 山药炖兔肉

原料：兔肉 200 克，山药 50 克，姜片、葱段、料酒、盐各适量。

做法：①兔肉洗净，切块；山药去皮，洗净切片。②油锅烧热，下兔肉爆炒至刚熟取出，加山药片、姜片、葱段、料酒、水炖至兔肉熟烂，加入盐调味即可。

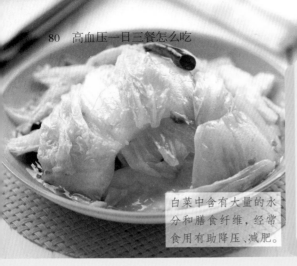

白菜中含有大量的水分和膳食纤维，经常食用有助降压、减肥。

午餐 醋熘白菜

原料：白菜 100 克，醋、盐、料酒、淀粉、干辣椒各适量。

做法：①白菜洗净，把嫩白菜帮切成薄片，在开水中焯一下，捞出沥水。②将醋、盐和料酒调成调味汁。油锅烧热，爆香干辣椒，放入白菜片略煸炒后，倒入调味汁，翻炒后以淀粉勾芡，装盘即可。

海蜇中的活性肽可清热解毒、扩张血管、降压消肿。

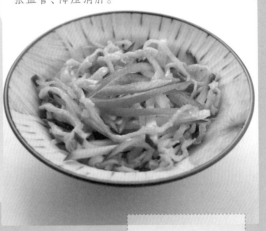

晚餐 凉拌海蜇皮

原料：海蜇皮 200 克，黄瓜 50 克，醋、盐、香油、红甜椒丝各适量。

做法：①将海蜇皮浸泡 8 小时，洗净切丝，热水略烫，沥干放凉；黄瓜洗净切丝。②把醋、盐、香油调成小料。海蜇装盘，撒黄瓜丝、红甜椒丝，浇上小料即可。

降 低胆固醇

核桃中的铬能促进葡萄糖的分解利用，能促进胆固醇代谢，保护心血管。

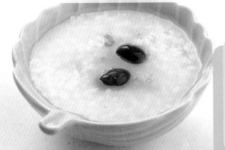

晚餐 红枣核桃仁粥

原料：核桃仁 5 个，红枣 5 颗，粳米 100 克。

做法：将粳米、红枣洗净，放入锅中，加水，大火煮沸后改小火煮 30 分钟，然后加入核桃仁煮至粥熟即可。

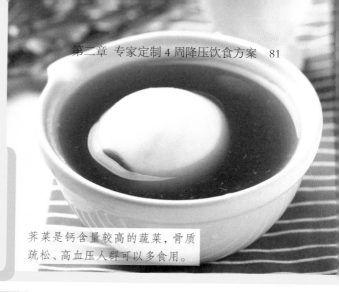

晚餐 荠菜煮鸡蛋

原料：鸡蛋 1 个，荠菜 100 克。

做法：①将荠菜洗净，放入锅内，加水煎煮一段时间后捞出。②放入鸡蛋，小火煮 5~8 分钟即可。

荠菜是钙含量较高的蔬菜，骨质疏松、高血压人群可以多食用。

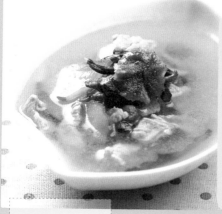

茶树菇能降低胆固醇，是高血压患者的理想食品。

加餐 黄瓜肉片汤

原料：黄瓜 100 克，猪瘦肉 50 克，干茶树菇 10 克，盐、香油、料酒、淀粉各适量。

做法：①猪瘦肉洗净切薄片，放入碗中，加料酒、淀粉拌匀；黄瓜洗净切成片；茶树菇洗净，泡发后切段。②锅内加水，烧沸后加入猪瘦肉片、茶树菇段，煮熟后放入黄瓜片，最后加入适量盐、香油即可。

降脂降压

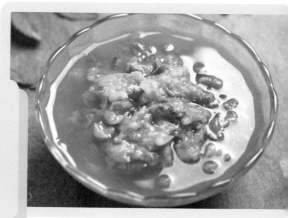

加餐 红豆山楂汤

原料：红豆 100 克，山楂 30 克。

做法：①红豆洗净，浸泡半小时；山楂洗净，去核备用。②高压锅加水，将红豆、山楂煮成泥状即可。

Sat. 星期六 健康食谱

粗粮中的膳食纤维，可延缓饭后葡萄糖消化吸收的速度，对心脑血管疾病有防治作用。建议用粳米、燕麦、荞麦和水果一起蒸煮食用，不仅可以补充膳食纤维，保证摄入足量的维生素，还可满足口感。

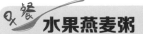

早餐 水果燕麦粥

原料：燕麦片 60 克，苹果、猕猴桃各 1 个，香蕉 1 根，葡萄干适量。

做法：①葡萄干洗净；苹果洗净，切小块；猕猴桃、香蕉去皮切丁。②锅中倒水烧开，将燕麦片倒入煮粥，粥成后盛出。将水果丁倒入粥中拌匀，最后再撒上葡萄干即可。

降糖降压

猪血含有丰富的铁，对心血管病患者有益。

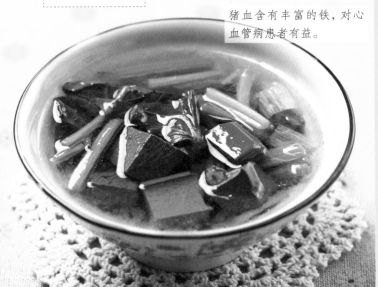

午餐 猪血菠菜汤

原料：猪血 150 克，菠菜 200 克，姜片、盐、香油各适量。

做法：①菠菜洗净切段备用。②猪血用小火煮熟后捞起，切成块，再放回锅里，加菠菜段、姜片，煮熟后加香油、盐调味即可。

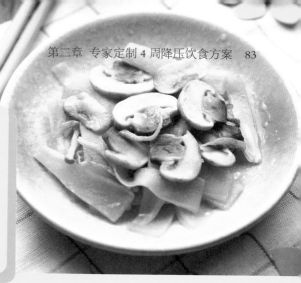

午餐 口蘑炒莴笋

原料：口蘑 50 克，莴笋 100 克，葱丝、姜片、盐各适量。

做法：①口蘑洗净，去蒂，切片；莴笋去皮，洗净，切片。②油锅烧热，爆香葱丝、姜片，放入莴笋片、口蘑片翻炒，加入盐，炒熟即可。

松子中的油酸、亚油酸有利于降低血脂、软化血管。

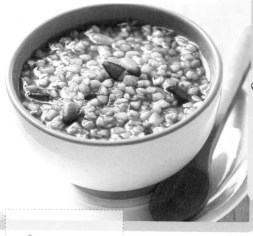

晚餐 荞麦松子粥

原料：荞麦 100 克，松子 30 克。

做法：①荞麦提前浸泡 2~4 小时；松子洗净。②荞麦和松子入砂锅加水，煮至粥熟即可。

降低胆固醇

大蒜不宜多吃，可导致胃部及眼部不适。

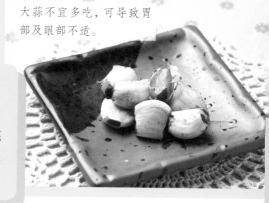

晚餐 烤蒜

原料：蒜 50 克，孜然粉、盐各适量。

做法：①锅中倒油烧热，放入蒜煎烤，把蒜煎烤至焦黄盛盘。②吃之前撒上少许孜然粉、盐即可。

Sun. 星期日
健康食谱

鸭肉、银耳有滋阴养胃的功效，特别适宜秋、冬季气候干燥时食用。鸭能"滋五脏之阴，清虚劳之热，补血行水，养胃生津"，与其他食物合理搭配，能够发挥更好的功效。

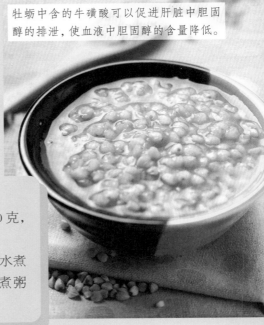

牡蛎中含的牛磺酸可以促进肝脏中胆固醇的排泄，使血液中胆固醇的含量降低。

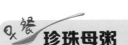

早餐 珍珠母粥

原料：珍珠母、生牡蛎各 50 克，荞麦 60 克。

做法：将珍珠母、生牡蛎加水煮沸，去渣留汁，加入荞麦煮粥即可。

降糖降脂

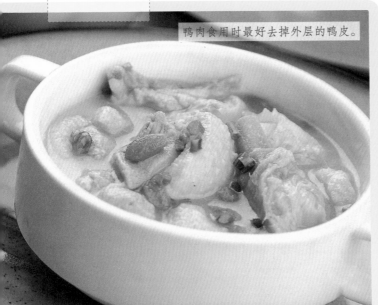

鸭肉食用时最好去掉外层的鸭皮。

午餐 炖老鸭

原料：鸭肉 100 克，枸杞子、盐、葱花各适量。

做法：①将鸭肉洗净，斩成小块。②油锅烧热，放入鸭块，翻炒后加枸杞子和适量的水。③小火炖煮 1 小时，加入盐调味，盛盘后撒上葱花即可。

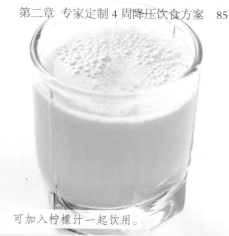

午餐 番茄苹果饮

原料: 番茄、苹果各 1 个。

做法: 番茄、苹果洗净,切块,放榨汁机中一同榨汁。

可加入柠檬汁一起饮用。

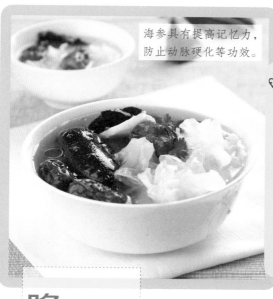

海参具有提高记忆力,防止动脉硬化等功效。

晚餐 海参木耳汤

原料: 海参 100 克,干木耳、干银耳各 4 朵,红枣 3 颗,香油、盐、香菜段各适量。

做法: ①海参洗净;木耳、银耳泡发,撕小朵;红枣洗净。②将海参、木耳、银耳倒入砂锅煲汤,煲 30~50 分钟后,放入香油、盐,再煲 5 分钟左右,撒上香菜段即可。

降低胆固醇

晚餐 高粱米红枣粥

原料: 高粱米 130 克,红枣适量。

做法: ①红枣洗净,用热水泡软,切开去核;高粱米洗净控干水分,入锅,小火翻炒至微黄色盛出。②将炒好的高粱米和红枣同煮成粥即可。

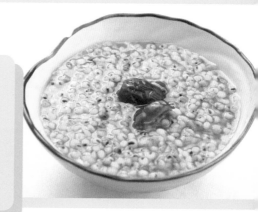

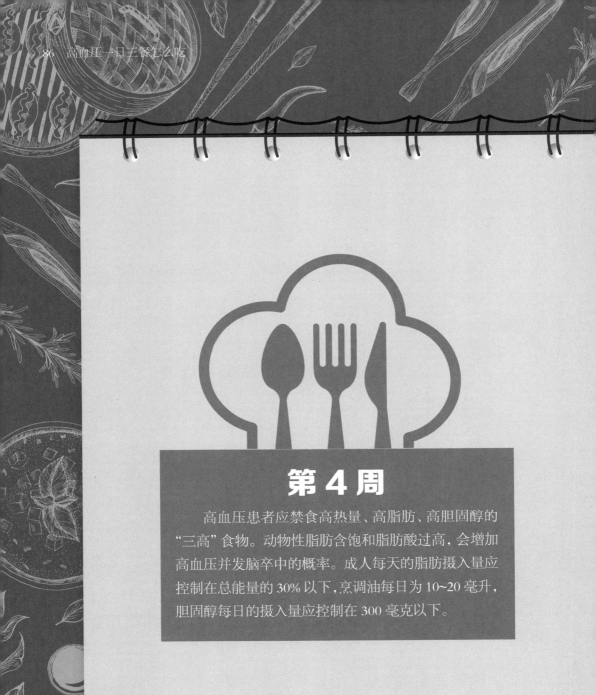

第 4 周

　　高血压患者应禁食高热量、高脂肪、高胆固醇的"三高"食物。动物性脂肪含饱和脂肪酸过高，会增加高血压并发脑卒中的概率。成人每天的脂肪摄入量应控制在总能量的 30% 以下，烹调油每日为 10~20 毫升，胆固醇每日的摄入量应控制在 300 毫克以下。

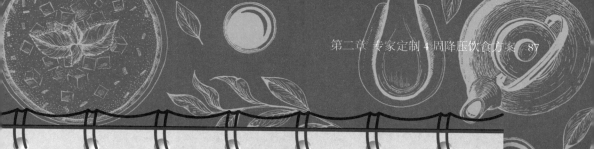

限制脂肪、胆固醇摄入，预防并发症

高血压患者应该少食红肉类食物，红肉类食物含脂肪高，虽然是高蛋白，但饱和脂肪酸含量很高，容易造成血液中血脂过高，诱发冠心病。鸡汤的营养价值很高，但多喝鸡汤可能导致钠和脂肪摄入过高，使胆固醇和血压增高，因此，鸡汤不能盲目地作为患者的营养品，特别是高血压患者，不宜多喝鸡汤，否则容易进一步加重病情。

第4周　降压食谱清单

大量进食脂肪含量高的食物，容易使大量的脂肪沉积在血管壁上，造成血管堵塞，血管壁弹性降低，最终导致血压升高、动脉硬化，所以高血压患者日常饮食提倡选用植物油，少吃猪油、动物内脏等含脂肪和胆固醇高的食物。

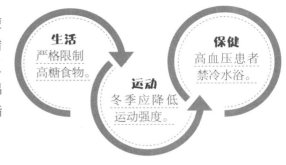

生活
严格限制
高糖食物。

运动
冬季应降低
运动强度。

保健
高血压患者
禁冷水浴。

	早餐	午餐	晚餐	加餐
星期一	荸荠炒鸡蛋 牛奶菠菜粥	玉米烧排骨 （主食自配）	鲜奶炖木瓜雪梨 玉米胡萝卜鲫鱼汤 薏米山楂粥	葡萄汁 苹果胡萝卜汁
星期二	红枣酸奶	佛手瓜炒鸡丝 黄花菜炒黄瓜 （主食自配）	南瓜牛肉汤 石榴汁 （主食自配）	梨1个
星期三	香橼佛手瓜粥	扒冬瓜 胡萝卜洋葱饼 圆白菜炒柿子椒 猪肝菠菜汤	芹菜花生米 黑米红豆粥 猕猴桃炒肉丝	葡萄樱桃汁
星期四	银耳红枣粥	炒土豆丝 茄子炒苦瓜 （主食自配）	凉拌木耳 樱桃银耳桂花汤 （主食自配）	酸奶1杯
星期五	酸奶拌苹果	桑葚山药葱花粥 素炒白萝卜	虾皮豆腐汤 （主食自配）	香蕉1根
星期六	芹菜根红枣汤 豇豆香菇瘦肉粥	泥鳅豆腐羹 黑豆煲莲藕 杂豆糯米粥 牛里脊拌蔬菜	清炒莴笋叶 香菇炒豌豆苗 绿豆薏米汤 （主食自配）	南瓜冻糕 猕猴桃薄荷汁
星期日	决明子菊花粥	菠菜拌黑芝麻 番茄菠菜面 洋葱菜花土豆汤 爽口芹菜叶	腐竹玉米猪肝粥 西芹炒百合	猕猴桃酸奶 胡萝卜西瓜汁

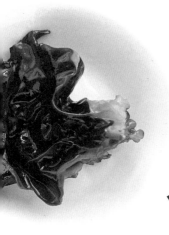

木耳：木耳中的多糖可降低血浆纤维蛋白原含量，从而降低血小板黏附率和血液黏稠度。

苦瓜：苦瓜含有丰富的维生素C和矿物元素钾，可有效降低血压。

番茄：番茄中的成分能阻止胆固醇的合成，预防胆固醇氧化附着在血管壁上。

胡萝卜：胡萝卜中的槲皮素、山奈酚能促进肾上腺素合成，调节血压。抑制低密度脂蛋白氧化，有降脂的作用。

薏米：薏米富含膳食纤维，可降低血脂，起到预防血脂异常的作用。

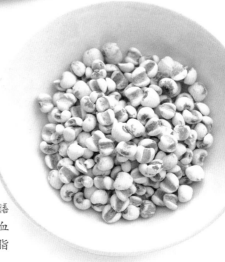

Mon. 星期一 健康食谱

减肥的高血压患者应坚持少量多餐的原则，每顿七成饱即可，主食一次不超过 100 克，即 2 两。水果中的荸荠和雪梨有滋阴润燥的功效，含水量多，特别适宜上火的高血压患者食用。

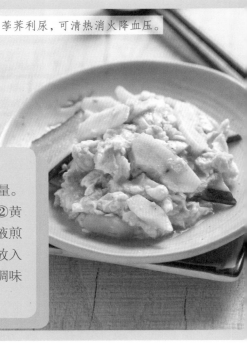
荸荠利尿，可清热消火降血压。

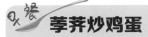
早餐 荸荠炒鸡蛋

原料：荸荠 8 个，鸡蛋 1 个，黄瓜、姜末、盐各适量。

做法：①荸荠去皮洗净，入开水略焯烫，切片。②黄瓜洗净，切片；鸡蛋打散。③油锅烧热，将鸡蛋液煎成鸡蛋块，装盘；④另起油锅烧热，投入姜末，放入荸荠片、黄瓜片，快熟时放入鸡蛋，加适量的盐调味即可。

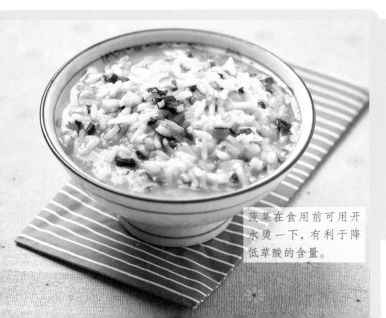
菠菜在食用前可用开水烫一下，有利于降低草酸的含量。

早餐 牛奶菠菜粥

原料：粳米 100 克，菠菜 50 克，牛奶 500 毫升，盐、葱末各适量。

做法：①菠菜洗净切碎；粳米淘洗好。②热油锅，放入葱末爆香，加入水，放粳米，用大火煮沸，再用小火煮至粥稠。④将菠菜碎放入粥锅内，加盐、牛奶搅匀，再次烧沸即可。

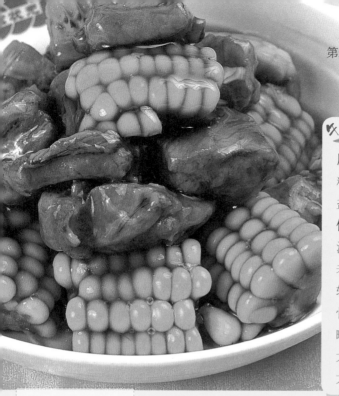

午餐 玉米烧排骨

原料：排骨 250 克，玉米 1 根，料酒、姜片、生抽、老抽、蚝油、盐各适量。

做法：①排骨斩块洗净，清水浸泡后沥干，加料酒、姜片、生抽、老抽、蚝油腌半小时；玉米洗净斩段备用。②油锅烧热，放入排骨煎至边缘金黄。③倒玉米段略炒，加入清水没过食材，加盐，大火烧开后转中火焖 40 分钟，大火收汤汁即可。

降低胆固醇

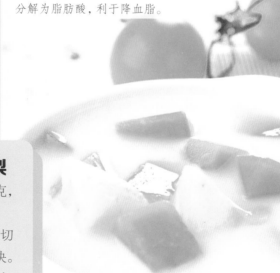

木瓜中的木瓜蛋白酶可将脂肪分解为脂肪酸，利于降血脂。

晚餐 鲜奶炖木瓜雪梨

原料：木瓜 50 克，雪梨 80 克，牛奶 200 毫升。

做法：①木瓜去皮，去子，切块，雪梨去皮洗净，切块。②将木瓜、雪梨和牛奶一起倒入锅内，煮至熟即可。

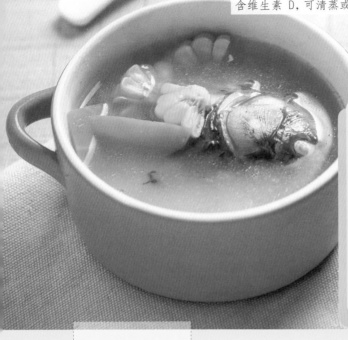

鲫鱼的氨基酸含量丰富，且富含维生素 D，可清蒸或煮汤。

晚餐 玉米胡萝卜鲫鱼汤

原料： 鲫鱼 1 条，胡萝卜、玉米各 60 克，盐适量。

做法： ①鲫鱼处理干净，用油略煎。②胡萝卜去皮，洗净，切块；玉米洗净，切块。③将处理好的材料都放到砂锅中，加适量清水，大火煮沸，小火煲 40 分钟，加适量盐调味即可。

降低胆固醇

山楂健脾养胃，降脂降压。

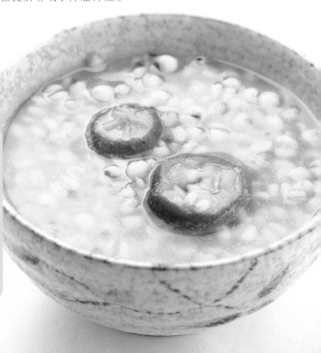

晚餐 薏米山楂粥

原料： 薏米 100 克，山楂片 10 克，冰糖适量。

做法： 将薏米浸泡 2 小时，入砂锅煮粥，大火烧开后，加山楂片，转小火煮成粥，加冰糖调味即可。

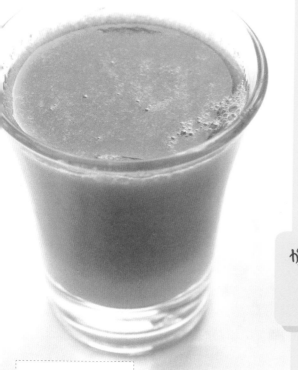

加餐 葡萄汁

原料：葡萄适量。

做法：葡萄去皮、去籽，榨汁即可。

降 低胆固醇

蔬菜和水果搭配，营养又美味。

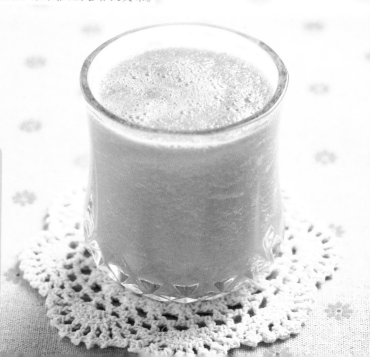

加餐 苹果胡萝卜汁

原料：苹果 1 个，胡萝卜 150 克。

做法：①将苹果去皮，去核，洗净，切丁；胡萝卜洗净，切丁。
②将苹果丁和胡萝卜丁放入榨汁机中榨汁即可。

Tue. 星期二 健康食谱

除了含钾丰富的食物有助降压外，高血压患者也适宜多补充含镁丰富的食物，如南瓜、黄瓜及绿叶蔬菜、全谷物等。镁元素有利于防治脑卒中，常吃有利于防治高血压并发症。

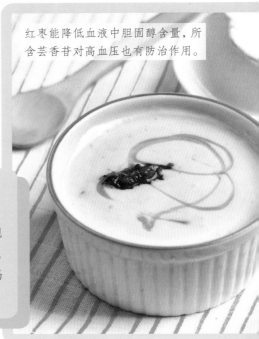

红枣能降低血液中胆固醇含量，所含芸香苷对高血压也有防治作用。

叹餐 红枣酸奶

原料： 酸奶 1 杯，红枣适量。

做法： ①红枣洗净，用清水泡 1 小时。泡好后去核，切小块。②将准备好的红枣放到酸奶中即可。

降糖降压

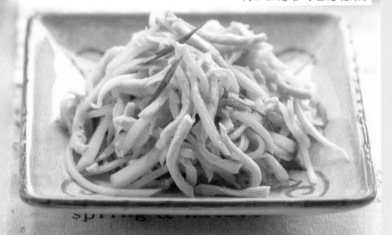

佛手瓜热量低，低钠，是高血压患者的理想蔬菜。

叹餐 佛手瓜炒鸡丝

原料： 佛手瓜 80 克，鸡胸肉 150 克，红甜椒、料酒、盐各适量。

做法： ①佛手瓜、鸡胸肉、红甜椒洗净后分别切丝。②油锅烧热，倒入鸡丝煸炒，放少许料酒，加入盐，变色后加入佛手瓜丝、红甜椒丝继续翻炒至熟即可。

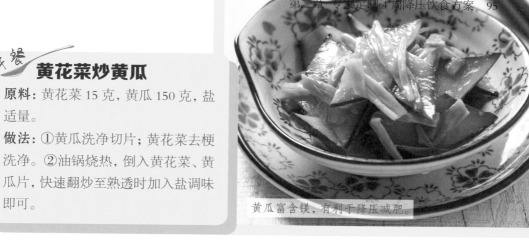

午餐 黄花菜炒黄瓜

原料： 黄花菜 15 克，黄瓜 150 克，盐适量。

做法： ①黄瓜洗净切片；黄花菜去梗洗净。②油锅烧热，倒入黄花菜、黄瓜片，快速翻炒至熟透时加入盐调味即可。

黄瓜富含镁，有利于降压减肥。

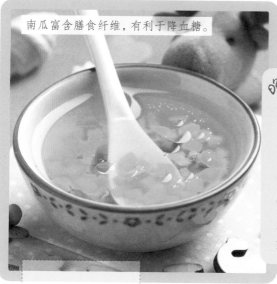

南瓜富含膳食纤维，有利于降血糖。

晚餐 南瓜牛肉汤

原料： 南瓜 200 克，牛肉 100 克，盐适量。

做法： ①南瓜洗净，切丁；牛肉放入沸水中焯变色后捞出，洗去血沫，切丁。②砂锅内放入适量水，用大火煮沸以后，放入牛肉丁和南瓜丁，再次煮沸，转小火加盐煲熟即可。

降低胆固醇

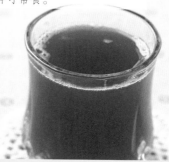

石榴有补心功效，高血压并发冠心病的人群可常食。

晚餐 石榴汁

原料： 石榴 1 个。

做法： ①石榴去皮。②将石榴果肉放入榨汁机中，加入适量凉白开，榨汁即可。

Wed. 星期三 健康食谱

高血压患者应坚持低脂饮食的原则，每天胆固醇的摄入量不超过 300 毫克，应禁食含反式脂肪酸过多的食物，如含黄油多的起酥类点心等。芦笋、蘑菇、胡萝卜等蔬菜含有大量的膳食纤维，多食利于降压降脂。

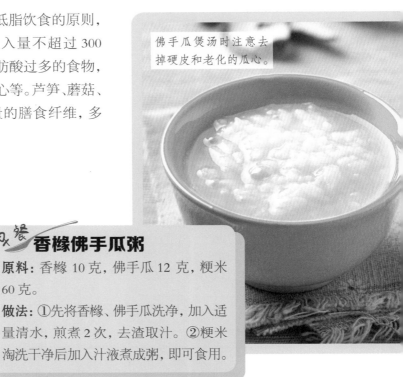

佛手瓜煲汤时注意去掉硬皮和老化的瓜心。

早餐 香橼佛手瓜粥

原料： 香橼 10 克，佛手瓜 12 克，粳米 60 克。

做法： ①先将香橼、佛手瓜洗净，加入适量清水，煎煮 2 次，去渣取汁。②粳米淘洗干净后加入汁液煮成粥，即可食用。

降糖降压

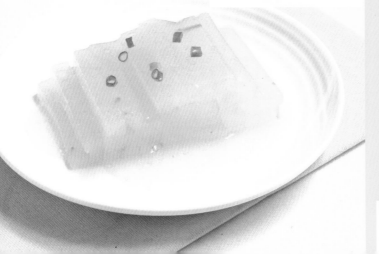

冬瓜皮降脂利尿效果佳，可不丢弃，留作煮汤或代茶饮。

午餐 扒冬瓜

原料： 冬瓜 200 克，葱花、水淀粉、盐各适量。

做法： ①冬瓜去皮，去瓤，洗净，切成片，放入沸水中焯透，捞出后，过凉水，沥干。②油锅烧热，放葱花煸香，加适量水、盐后，放入冬瓜片，烧开后以水淀粉勾芡，起锅装盘即可。

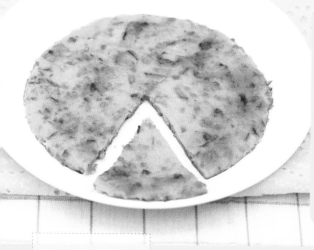

午餐 胡萝卜洋葱饼

原料： 胡萝卜 150 克，洋葱 100 克，鸡蛋 2 个，牛奶、全麦面粉各适量。

做法： ①胡萝卜、洋葱洗净，切成细丝；鸡蛋搅拌均匀，加入牛奶和过筛的全麦面粉。②将胡萝卜丝、洋葱丝放入鸡蛋面粉糊中搅拌均匀；平底锅中放油，五成热后将蛋液面糊倒入，摊平煎熟即可。

降 低胆固醇

圆白菜富含维生素 C、叶酸和钾，和柿子椒一起食用可降脂降压。

午餐 圆白菜炒柿子椒

原料： 圆白菜 100 克，柿子椒 50 克，胡萝卜 80 克，盐适量。

做法： ①将圆白菜洗净撕片；柿子椒、胡萝卜分别洗净，切片。②油锅烧热，倒入柿子椒片快速翻炒，再把胡萝卜片、圆白菜片放入，加盐炒熟即可。

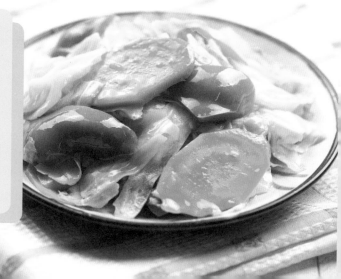

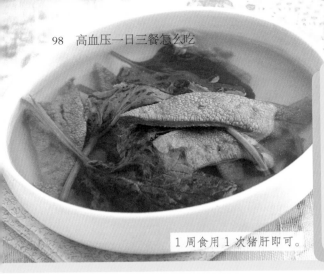

1 周食用 1 次猪肝即可。

午餐 猪肝菠菜汤

原料：猪肝 75 克，菠菜 200 克，盐、香油各适量。

做法：①猪肝洗净，切片，用开水略焯；菠菜洗净，切段。②砂锅加水烧沸，放入猪肝片煮至熟透。③放入菠菜段略煮，加盐和香油调味即可。

晚餐 芹菜花生米

原料：芹菜 300 克，花生米、花椒油、香油、盐各适量。

做法：①芹菜洗净，取茎切段，用开水焯一下，过凉。②花生米洗净，沥干；油锅烧热，将花生米倒入，炸熟。③将芹菜段、花生米盛盘，放入花椒油、香油、盐调味即可。

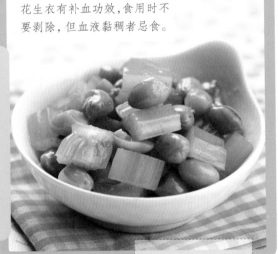

花生衣有补血功效，食用时不要剥除，但血液黏稠者忌食。

降 低胆固醇

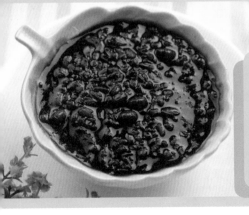

晚餐 黑米红豆粥

原料：黑米、红豆各 100 克。

做法：①黑米、红豆淘洗干净，浸泡 2 小时。②锅内加水煮沸，放入黑米和红豆。③继续煮至滚沸时稍微搅拌一下，改中小火熬煮 40 分钟即可。

此菜含有丰富的蛋白质和维生素，可滋补强身，降压减脂。

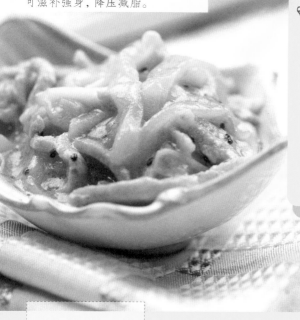

晚餐 猕猴桃炒肉丝

原料： 猪肉 100 克，猕猴桃 1 个，盐、料酒、胡椒粉、蛋清、高汤、淀粉各适量。

做法： ①将猪肉切丝，用料酒、蛋清、淀粉上浆；猕猴桃去皮切丝。②将盐、胡椒粉、高汤兑成芡汁。③油锅烧热，入肉丝炒散，下猕猴桃丝略炒，烹入芡汁，收汁即可。

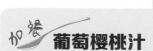

降 低胆固醇

常饮此汁有补益肺脾、消脂降压之功效。

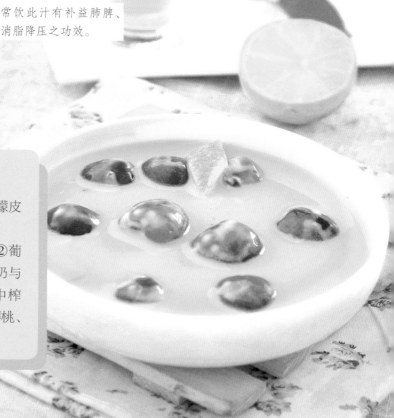

加餐 葡萄樱桃汁

原料： 樱桃、葡萄、酸奶、柠檬皮各适量。

做法： ①樱桃洗净，去蒂。②葡萄洗净，去皮、去籽。③酸奶与葡萄果肉一起放入榨汁机中榨汁。④在葡萄酸奶汁中加入樱桃、柠檬皮即可。

Thu. 星期四
健康食谱

银耳中含有的多糖，能阻止血栓的形成，经常食用不仅可滋阴润肺，还可降血压。可在银耳中加些水果熬成银耳羹，在两餐之间食用。需要注意的是 400 克水果与 50 克的大米或白面热量相当，多食用水果的同时注意减少主食的摄入。

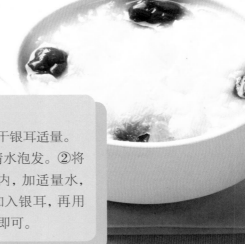

银耳富含多种氨基酸和矿物质，适宜高血压患者食用。

早餐 银耳红枣粥

原料： 红枣 4 颗，粳米 100 克，干银耳适量。

做法： ①将银耳放入碗内，用清水泡发。②将红枣去核，粳米洗净，放入锅内，加适量水，大火煮沸，慢煮 20 分钟。③加入银耳，再用小火慢熬 30 分钟，待红枣熟烂即可。

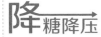

降糖降压

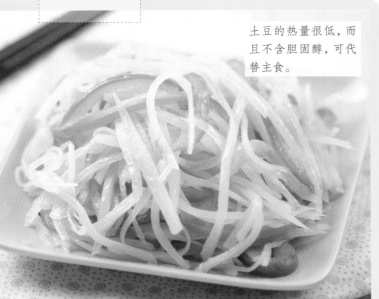

土豆的热量很低，而且不含胆固醇，可代替主食。

午餐 炒土豆丝

原料： 柿子椒 50 克，土豆 200 克，酱油、醋、盐各适量 。

做法： ①土豆去皮切丝，浸泡；柿子椒洗净切丝。②油锅烧热，放柿子椒丝煸炒，再倒入土豆丝翻炒，加调料炒匀即可。

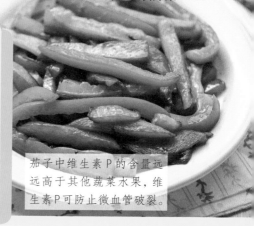

午餐 茄子炒苦瓜

原料：茄子 200 克，柿子椒、红甜椒各 30 克，苦瓜、蒜瓣、生抽、蚝油、盐各适量。

做法：①茄子洗净，去皮，切条；苦瓜洗净，去瓤，切条；柿子椒和红甜椒洗净切条；蒜瓣切粒。②油锅烧热，爆香蒜粒，倒入茄子条翻炒至呈半透明，再倒入苦瓜条翻炒变软，放入柿子椒条和红甜椒条，调入盐、生抽、蚝油，略加水，炒匀即可。

茄子中维生素 P 的含量远远高于其他蔬菜水果，维生素 P 可防止微血管破裂。

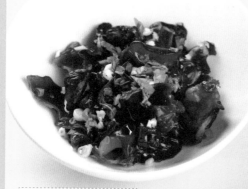

木耳要随吃随泡。

晚餐 凉拌木耳

原料：干木耳、香油、香菜末、葱花、盐各适量。

做法：①干木耳泡发，去蒂，撕成小朵后，放入沸水中煮 3~5 分钟，捞出，沥干。②木耳加盐、香油拌匀，撒上香菜末、葱花即可。

降低胆固醇

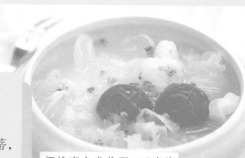

晚餐 樱桃银耳桂花汤

原料：樱桃 100 克，干银耳 3 朵，桂花适量。

做法：①樱桃去蒂，洗净；干银耳泡发，洗净，去蒂，撕成小朵。②樱桃与银耳一起入锅，加水烧开，放入桂花，改小火慢煮。待银耳熟烂，盛出即可。

樱桃富含类黄酮，可改善血管弹性。

Fri.

星期五
健康食谱

高血压患者可在日常生活中注意多摄入含钙多的食物,如果对于牛奶不耐受,可选择酸奶或者其他一些含钙多的食物,如奶酪、绿色蔬菜、坚果、虾皮、紫菜等。

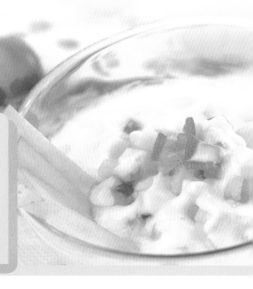

番茄中的维生素 B$_6$ 及叶酸,能有效降低脑卒中的发病率。

早餐 酸奶拌苹果

原料: 苹果 1 个,番茄半个,原味低脂酸奶 175 毫升。

做法: ①将酸奶倒入碗中。②苹果、番茄分别洗净,切成小丁,加入酸奶中拌匀即可。

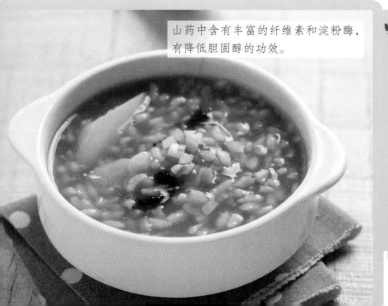

山药中含有丰富的纤维素和淀粉酶,有降低胆固醇的功效。

早餐 桑葚山药葱花粥

原料: 桑葚 30 克,山药、粳米各 100 克,葱花适量。

做法: ①桑葚洗净;山药去皮洗净,切小块;粳米洗净,浸泡 30 分钟。②锅置火上,放入桑葚、粳米和适量水,大火烧沸后改小火煮熟。③待粥煮熟时,放入山药块、葱花,小火继续熬煮至熟烂即可。

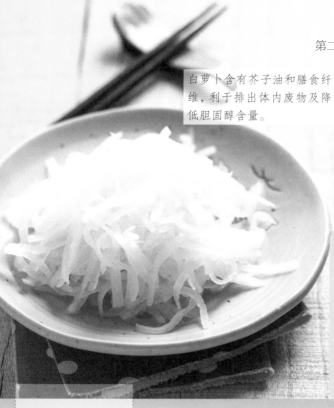

白萝卜含有芥子油和膳食纤维，利于排出体内废物及降低胆固醇含量。

午餐 素炒白萝卜

原料：白萝卜 200 克，盐适量。

做法：①白萝卜洗净切丝。②油锅烧热，下白萝卜丝快速翻炒。将熟时，加适量盐调味即可。

降低胆固醇

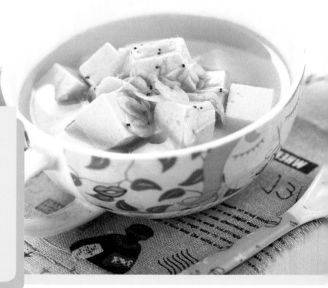

虾皮含有丰富的钙，素有"钙库"之称。

晚餐 虾皮豆腐汤

原料：豆腐 100 克，虾皮 10 克，盐适量。

做法：①豆腐洗净，切块。②锅中加水烧热，放豆腐块，煮至熟烂，撒上虾皮，稍煮，调入盐即可。

Sat.

星期六
健康食谱

除了蔬菜外，高血压患者可多摄入香菇、杏鲍菇等菌类。香菇中所含的蛋白质、多种维生素能够抑制体内胆固醇含量上升，预防高血压并发症的发生。

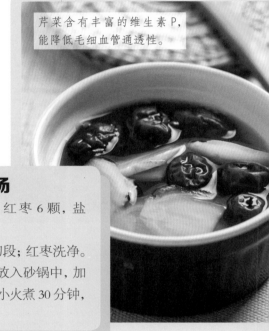

芹菜含有丰富的维生素 P，能降低毛细血管通透性。

晚餐　芹菜根红枣汤

原料： 芹菜根 100 克，红枣 6 颗，盐适量。

做法： ①芹菜根洗净，切段；红枣洗净。②将芹菜根和红枣一同放入砂锅中，加适量清水，大火煮沸，转小火煮 30 分钟，调入盐即可。

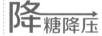

降糖降压

香菇和肉类搭配可补铁、补钙。

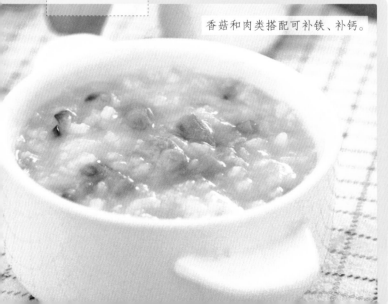

早餐　豇豆香菇瘦肉粥

原料： 粳米 80 克，瘦肉 20 克，香菇 20 克，豇豆、盐各适量。

做法： ①瘦肉、香菇洗净切丁；豇豆洗净切小段。②所有食材加水熬成粥，加盐调味即可。

午餐 泥鳅豆腐羹

原料： 鲜豆腐 100 克，泥鳅 150 克，玉米须 30 克，盐、胡椒粉各适量。

做法： ①豆腐洗净切块；玉米须洗净装入布包中。②将泥鳅收拾干净，与玉米须、豆腐块共入砂锅，加适量水煎煮，待烂熟后加入盐、胡椒粉拌匀即可。

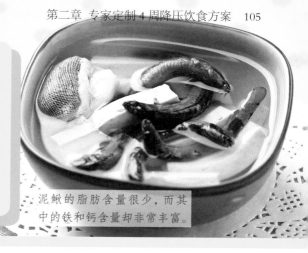

泥鳅的脂肪含量很少，而其中的铁和钙含量却非常丰富。

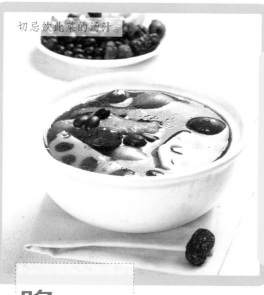

切忌饮此菜的汤汁。

午餐 黑豆煲莲藕

原料： 黑豆 15 克，莲藕 200 克，红枣 5 颗，鸡肉、盐、白胡椒、葱段、姜片、料酒各适量。

做法： ①莲藕去皮切块；红枣洗净去核。②将鸡肉放入开水锅里，加入料酒余去腥味后捞出，加葱段、姜片、黑豆、红枣、莲藕及调料，大火煮沸。开锅后改用小火炖 1 小时左右即可。

降 低胆固醇

黑豆中的钾可以排除人体中多余的钠，从而有效预防和降低高血压。

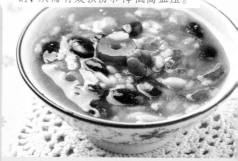

午餐 杂豆糯米粥

原料： 糯米 100 克，核桃 2 个，红枣 4 颗，花生米、大豆、山楂、黑豆各适量。

做法： ①核桃去壳取仁，红枣洗净去核；山楂洗净切片，再和花生米、大豆、黑豆一起用温水浸泡半小时。②糯米用冷水浸泡半小时后，开水下锅，大火烧开转小火。③放入其他食材，熬熟即可。

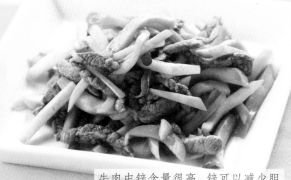

牛肉中锌含量很高，锌可以减少胆固醇的含量，防止动脉硬化。

午餐　牛里脊拌蔬菜

原料： 牛里脊肉 200 克，杏鲍菇 150 克，小葱 80 克，甜面酱、白醋、盐各适量。

做法： ①牛里脊肉洗净切丝，放入沸水焯烫。②杏鲍菇洗净切丝；小葱洗净切段，与杏鲍菇一起放入沸水中略烫捞出。③全部食材盛盘，加入甜面酱、白醋、盐，拌匀即可。

晚餐　清炒莴笋叶

原料： 莴笋叶 200 克，红椒丝 10 克，盐、蒜末、醋各适量 。

做法： ①莴笋叶择洗干净，切段。②油锅烧热，蒜末爆香，放入莴笋叶翻炒。待莴笋叶变蔫，调入盐、醋翻炒均匀，撒上红椒丝即可。

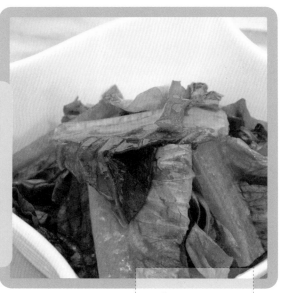

降低胆固醇

香菇含有优质蛋白、多种氨基酸，能够起到降压、降脂、降胆固醇的功效。

晚餐　香菇炒豌豆苗

原料： 鲜香菇 200 克，豌豆苗 250 克，盐适量。

做法： ①豌豆苗洗净，择成长段，控干水；香菇洗净去蒂，入沸水锅中略焯捞出，挤去水分，切条。②油锅烧热，下香菇条炒香，然后下豌豆苗段，加盐炒匀即可。

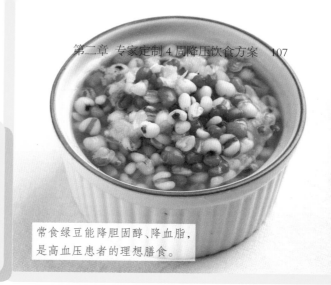

晚餐　绿豆薏米汤

原料：绿豆 25 克，薏米 50 克。

做法：①绿豆、薏米淘洗干净。②绿豆、薏米入砂锅，加水浸泡30 分钟。③上火煮熟后关火，再闷 15 分钟即可。

常食绿豆能降胆固醇、降血脂，是高血压患者的理想膳食。

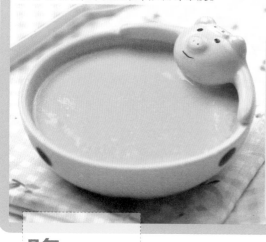

南瓜中的可溶性纤维素、果胶能减少胆固醇的吸收，降低血液中胆固醇浓度。

加餐　南瓜冻糕

原料：南瓜 200 克，牛奶 100 毫升，鱼胶粉、椰奶各适量。

做法：①南瓜去皮，切成小块蒸熟。②把南瓜、牛奶、椰奶放进搅拌器里，搅拌成浆。③鱼胶粉加水，加热至溶化后倒入南瓜奶浆中，再搅匀。④盛碗，放进冰柜冷却 1 小时即可。

降低胆固醇

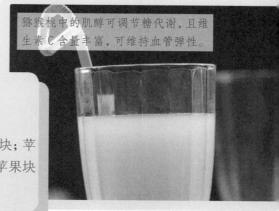

猕猴桃中的肌醇可调节糖代谢，且维生素 C 含量丰富，可维持血管弹性。

加餐　猕猴桃薄荷汁

原料：猕猴桃 3 个，苹果 1 个，薄荷叶 2~3 片。

做法：①将所有原材料洗净，猕猴桃去皮，切成块；苹果洗净，去核，切块。②将薄荷叶、猕猴桃块、苹果块一起打成汁即可。

Sun. 星期日
健康食谱

高血压患者平时可多饮用菊花茶。菊花有疏散风热、平抑肝阳、清肝明目的功效，尤其对于高血压伴头晕目眩及情绪不稳的患者有调理作用。菊花也可与其他中药，如决明子搭配熬粥食用。

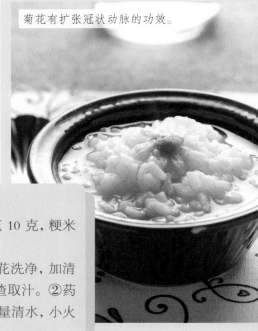

菊花有扩张冠状动脉的功效。

早餐 决明子菊花粥

原料：决明子 30 克，菊花 10 克，粳米 100 克。

做法：①先将决明子、菊花洗净，加清水适量煎煮 30 分钟，去渣取汁。②药汁、淘洗干净的粳米及适量清水，小火慢熬成粥即可。

降脂降压

黑芝麻滋五脏，益精血，补钙。

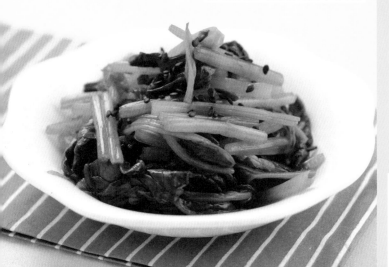

午餐 菠菜拌黑芝麻

原料：菠菜 300 克，熟黑芝麻、生抽、盐各适量。

做法：①菠菜洗净，切段，用开水焯一下，过凉水。②菠菜放到盘子中，加入生抽、盐，搅拌均匀，撒上熟黑芝麻即可。

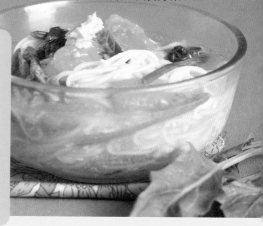

午餐 番茄菠菜面

原料： 面条 100 克，番茄 1 个，菠菜 50 克，鸡蛋 1 个，盐适量。

做法： ①鸡蛋打匀；菠菜洗净切段；番茄用热水烫过后，去皮切成块。②油锅烧热后放入番茄块煸出汤汁。③锅内加入清水，烧开后放入面条，煮至完全熟透；将蛋液、菠菜段放入锅内，大火再次煮沸，出锅时加盐调味即可。

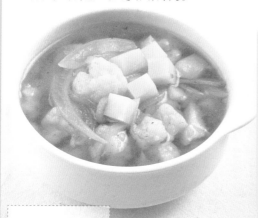

菜花维生素 C 含量高，还含有丰富的矿物质，对高脂血症患者有好处。

午餐 洋葱菜花土豆汤

原料： 土豆 100 克，洋葱、菜花各 80 克，盐、胡椒粉各适量。

做法： ①土豆去皮，切丁；洋葱洗净，切丝；菜花切块。②油锅烧热，下洋葱炒香，然后放入菜花炒软。加适量水，烧沸，放土豆丁，煮熟后加调料调味即可。

降脂降压

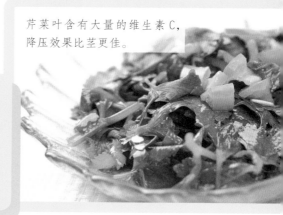

芹菜叶含有大量的维生素 C，降压效果比茎更佳。

午餐 爽口芹菜叶

原料： 芹菜叶 120 克，红甜椒 80 克，盐、香油各适量。

做法： ①芹菜叶洗净后放入盘中。②红甜椒洗净切丁，撒在芹菜叶上。拌入调料调味即可。

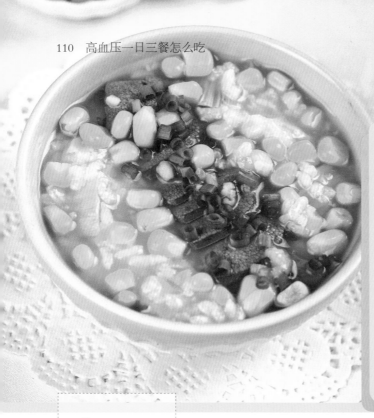

晚餐 腐竹玉米猪肝粥

原料: 鲜腐竹 20 克,粳米、玉米粒各 30 克,猪肝、盐、葱花各适量。

做法: ①鲜腐竹切段;粳米、玉米粒淘洗干净;猪肝洗净,稍烫后切薄片,用盐腌制调味。②将腐竹段、粳米、玉米粒放入锅中,加水煮熟;将猪肝片放入锅中,转大火再煮10分钟,放盐调味,撒上葱花即可。

降低胆固醇

晚餐 西芹炒百合

原料: 西芹 150 克,干百合 20 克,盐、红甜椒丝、黄椒丝各适量。

做法: ①将西芹洗净,去叶切段;百合去外膜洗净,浸泡。②将油锅烧热,加西芹段、百合热炒,放盐调味,撒上红甜椒丝、黄甜椒丝即可。

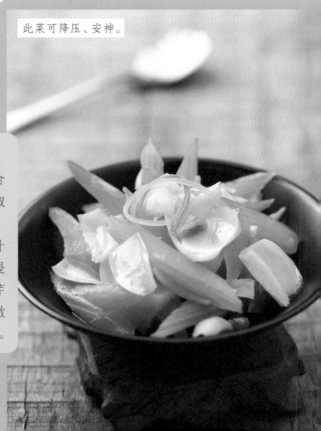

此菜可降压、安神。

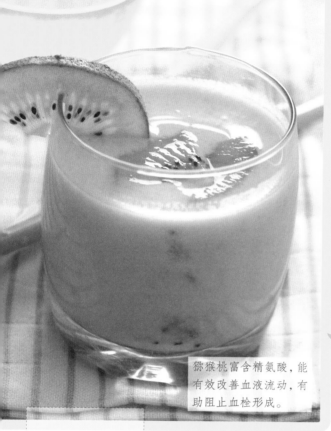

加餐 **猕猴桃酸奶**

原料: 猕猴桃 1 个,酸奶
200 克。

做法: ①猕猴桃去皮,切
成片。②将猕猴桃拌入
酸奶即可。

猕猴桃富含精氨酸,能
有效改善血液流动,有
助阻止血栓形成。

降低胆固醇

西瓜含水量高,可利尿、降压。

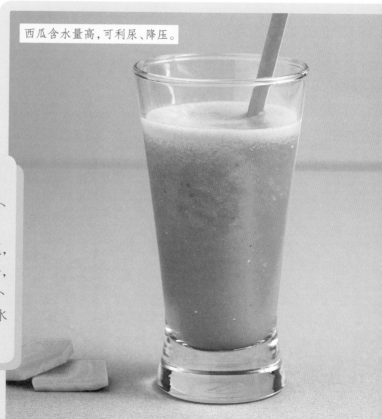

加餐 **胡萝卜西瓜汁**

原料: 西瓜 100 克,胡萝卜
30 克。

做法: ①西瓜去皮,取瓤,
切块;胡萝卜去皮,洗净,
切丁。②将西瓜块、胡萝卜
丁放入料理机,加凉白开水
榨成汁即可。

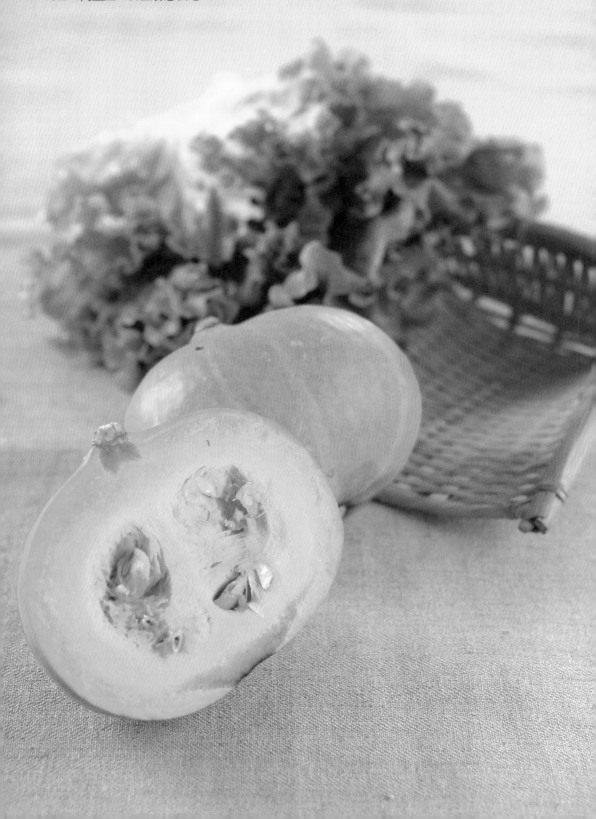

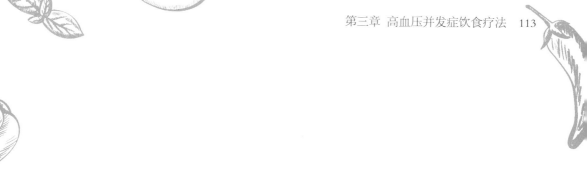

第三章
高血压并发症饮食疗法

本章讲述了几种高血压常见并发症的常见症状、饮食关键点以及护理方法等，并且配以健康食谱，让高血压伴有并发症的患者清楚宜食什么，忌食什么。

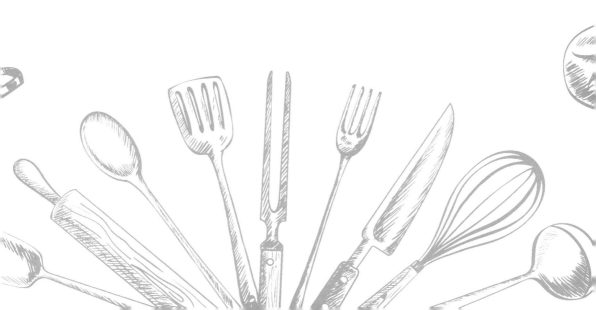

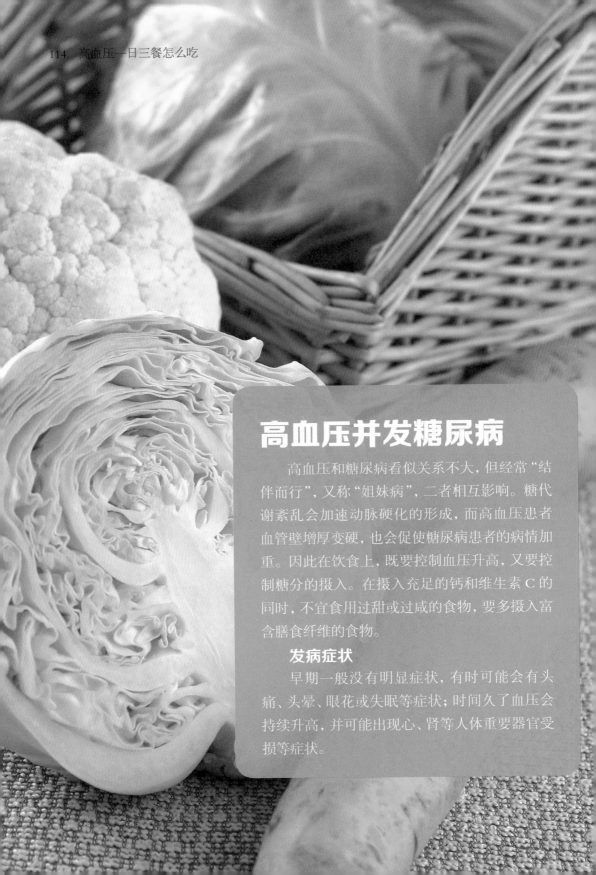

高血压并发糖尿病

　　高血压和糖尿病看似关系不大，但经常"结伴而行"，又称"姐妹病"，二者相互影响。糖代谢紊乱会加速动脉硬化的形成，而高血压患者血管壁增厚变硬，也会促使糖尿病患者的病情加重。因此在饮食上，既要控制血压升高，又要控制糖分的摄入。在摄入充足的钙和维生素 C 的同时，不宜食用过甜或过咸的食物，要多摄入富含膳食纤维的食物。

发病症状

　　早期一般没有明显症状，有时可能会有头痛、头晕、眼花或失眠等症状；时间久了血压会持续升高，并可能出现心、肾等人体重要器官受损等症状。

饮食关键点

1. 控制食物摄入，做到热量平衡。

严格控制米、面等碳水化合物的摄入量，科学计算每天摄取的总热量，切勿超标。

2. 忌油炸、烟熏食物。

油炸食品会引起血脂升高，增加脑血管疾病的发病危险。高钠食物会造成血容量增加，血压升高，加重心脏负担。

3. 控制零食。

减少每天吃零食的次数和分量，不吃糖果、巧克力等高糖、高脂肪食物。

4. 多吃富含膳食纤维的食物。

膳食纤维不仅能清除体内多余的脂肪，还能给肠胃带来饱腹感，从而减少食量，达到降低血糖、稳定血压的作用。

护理方法

1. 调节患者情绪。

当糖尿病患者情绪激动时，容易引起血压升高，患者应控制自己的情绪，尽量转移注意力；患者家人也应该多与患者交流，平复患者情绪。

2. 适当运动。

高血压并发糖尿病患者可进行快走、散步、太极拳和五禽戏等平缓的运动。

3. 食疗控血压。

吃一些降压食物，也可以常喝降压茶，辅助控制血压平衡。另外，高血压并发糖尿病患者也要注意控制饮食，饮食应清淡，常吃富含钙质的食物，限制盐和糖的摄入，并控制主食量。

健康食谱

高血压并发糖尿病患者应注意多摄入富含钙和维生素 C 的食物，如奶类及奶制品，豆制品，油菜、芥蓝等绿色蔬菜，以及海带、牡蛎、紫菜、虾皮、虾米等海产品。钙具有调节血压的作用，维生素 C 可以促进脂代谢，维持血管弹性，预防心血管并发症。

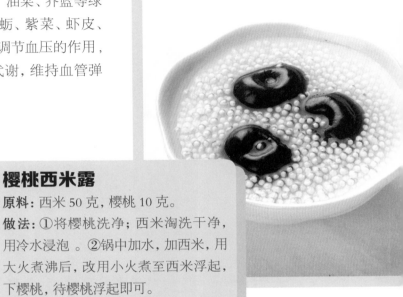

西米具有生津止渴、补脾养胃的功效。

樱桃西米露

原料： 西米 50 克，樱桃 10 克。

做法： ①将樱桃洗净；西米淘洗干净，用冷水浸泡。②锅中加水，加西米，用大火煮沸后，改用小火煮至西米浮起，下樱桃，待樱桃浮起即可。

降糖降压

柠檬富含维生素 C 和维生素 P，能增强血管弹性和韧性。

芦荟柠檬汁

原料： 芦荟叶 50 克，柠檬 10 克。

做法： ①将芦荟叶洗净，去皮，切成小方丁。②柠檬切片，捣碎出汁。③将柠檬汁和适量凉开水混合，将芦荟丁放入柠檬水内即可。

牛奶牡蛎煲

原料: 牡蛎肉 100 克,牛奶 100 毫升,葱段、姜丝、蒜末、盐各适量。

做法: ①牡蛎肉洗净,放入沸水内稍烫后捞起备用。②烧热油锅,放入姜丝、蒜末、葱段爆香,下牡蛎肉一同爆炒片刻,倒入牛奶。③加盖煮 7~8 分钟,加少许盐,炒匀即可。

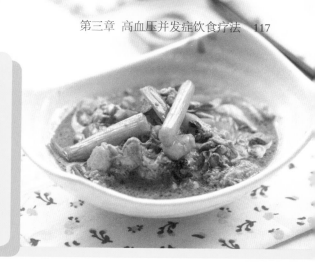

猴头菇含有丰富的钾,可促进钠的排泄,有利于防治心血管疾病。

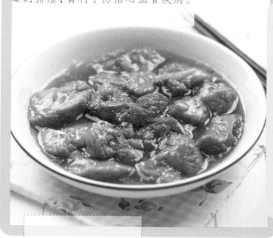

烧猴头菇

原料: 泡发猴头菇300 克,酱油、葱丝、姜丝、红辣椒末、花椒粉、水淀粉、盐各适量。

做法: ①猴头菇去蒂,洗净切块。②热油锅,下葱丝、姜丝、红辣椒末炝锅,放猴头菇块略炒,加水烧沸,加调料,小火煮5 分钟左右,水淀粉勾芡即可。

降 低胆固醇

马齿苋具有解毒、消炎、利尿、消肿的功效,对糖尿病有一定辅助治疗的作用。

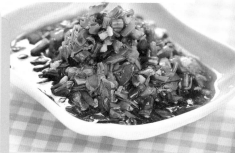

凉拌马齿苋

原料: 马齿苋 150 克,生抽、盐、醋、辣椒碎、香油各适量。

做法: ①将马齿苋洗净焯水,挤掉多余水分,剁碎装盘。②将盐、生抽、醋、香油、辣椒碎倒入盘中拌匀即可。

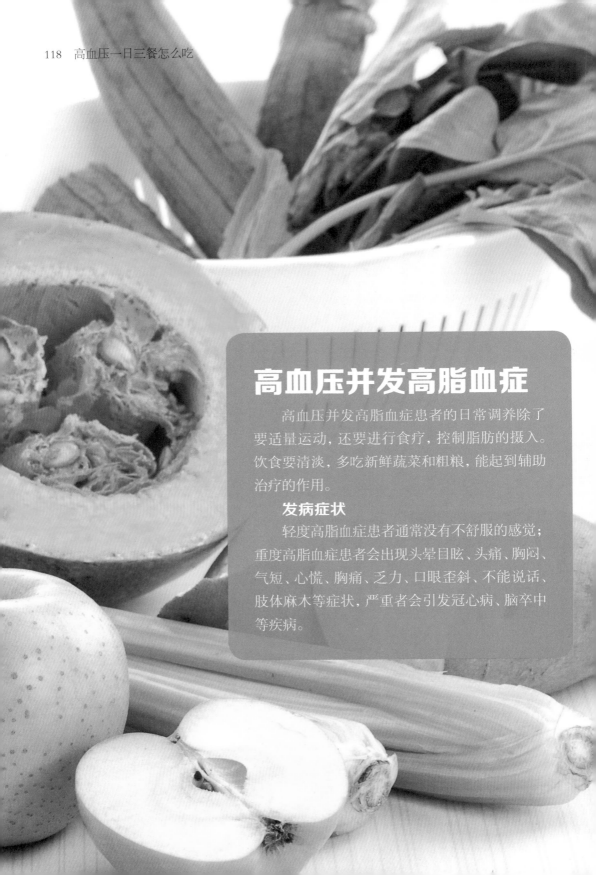

高血压并发高脂血症

　　高血压并发高脂血症患者的日常调养除了要适量运动，还要进行食疗，控制脂肪的摄入。饮食要清淡，多吃新鲜蔬菜和粗粮，能起到辅助治疗的作用。

发病症状

　　轻度高脂血症患者通常没有不舒服的感觉；重度高脂血症患者会出现头晕目眩、头痛、胸闷、气短、心慌、胸痛、乏力、口眼歪斜、不能说话、肢体麻木等症状，严重者会引发冠心病、脑卒中等疾病。

饮食关键点

1. 节制主食。

体重超重或肥胖者尤应注意节制。忌食高糖食物及甜食。

2. 合理进食。

控制动物肝脏及其他内脏的摄入量，对动物脑、蟹黄、鱼子等食材的摄入要严格限制。

3. 多吃蔬果。

多食用蔬菜、水果、粗粮等，保证适量食物纤维、维生素、矿物质的摄入。尤应多食用含维生素 C、维生素 E、维生素 B_6 等丰富的食物。

4. 控制动物油脂摄入。

用植物油烹调，尽量减少动物油脂的摄入。

5. 适当喝茶。

茶叶中含有一种叫茶多酚的物质，具有增强血管柔韧性，预防动脉硬化的作用。因此，高脂血症患者适当饮茶，可以消除油腻，从而达到减轻体重的目的。但是要注意，高血压并发高脂血症患者不宜喝浓茶，否则会刺激血压升高。

6. 平时多喝白开水。

白开水是高脂血症患者最为理想的饮品，含有人体所需的多种矿物质。高脂血症患者往往血液黏稠，很容易形成血栓。大量喝水可以改善体内血液黏度，加快新陈代谢，保持体内血液的循环通畅。

7. 补充植物蛋白和钾、钙元素。

豆制品、蛋类等食物含有丰富的卵磷脂，能够降低血液中的胆固醇，净化血液。钾能维持血压稳定，如果体内钾元素含量升高，血压就会降低。缺钙可引起血胆固醇和甘油三酯升高。因此，宜多吃芹菜、紫菜、莲子、番茄、香菇、海带、大豆等钾、钙元素含量高的食物。

8. 正确服用降脂药物。

高脂血症一般会有高血压、高血糖等并发症，所以高脂血症患者要在医生的指导下，合理用药，不可随意增减药量或更换药物。

高脂血症患者不能过多食用脂肪含量高的食物，还要控制每天摄入的热量，否则很容易导致营养失衡，钙质流失。所以应补充一定量的钙，多食用猪瘦肉、鱼虾、奶制品、豆制品等，补充身体所需营养素，达到营养均衡。

健康食谱

食物成分对血脂和血压的影响是很明显的，高血压和高脂血症患者的饮食一定要遵循低脂肪、低胆固醇的原则。饮食中适量多吃洋葱、鱼类，可以用橄榄油烹饪。

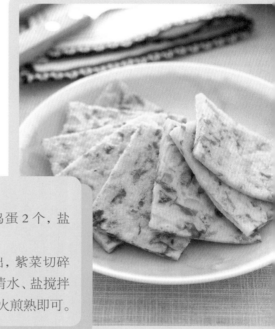

鸡蛋紫菜饼

原料： 紫菜 10 克，面粉 150 克，鸡蛋 2 个，盐适量。

做法： ①用清水将紫菜洗净后捞出，紫菜切碎打入鸡蛋，搅拌均匀后加入面粉、清水、盐搅拌成糊状。②油锅烧热，倒入面糊，小火煎熟即可。

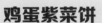
洋葱有助阻止血小板凝聚，并加速血液凝块溶解。

洋葱炒黄鳝

原料： 黄鳝 100 克，洋葱 200 克，酱油、盐各适量。

做法： ①将黄鳝清理干净，切块；洋葱切片。②油锅烧热，先放入黄鳝块煎半熟，再放入洋葱，翻炒片刻。③加盐、酱油、少量清水，焖片刻，至黄鳝熟透即可。

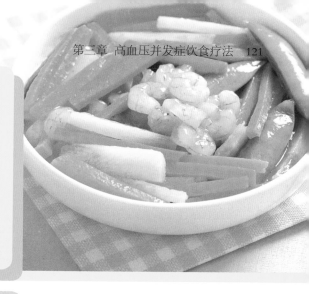

五彩山药虾仁

原料： 山药 200 克，豌豆角 60 克，胡萝卜 60 克，虾仁 150 克，盐、料酒各适量。

做法： ①豌豆角择洗干净；胡萝卜洗净切条；山药洗净，去皮，切长条，入沸水中焯烫再泡水备用；虾仁洗净，用料酒腌 20 分钟。②捞起虾仁后，把山药条、豌豆角、胡萝卜条、虾仁一起入油锅，炒熟，等汤汁稍干，加盐调味即可。

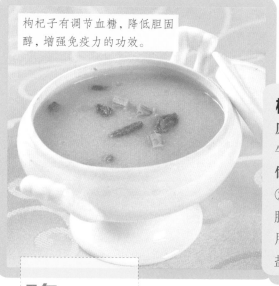

枸杞子有调节血糖，降低胆固醇，增强免疫力的功效。

枸杞牛膝玉米粥

原料： 玉米面 100 克，枸杞子 15 克，牛膝 20 克，姜丝、葱丝、盐各适量。

做法： ① 将玉米面加入清水，调稀。②锅内加入适量清水烧沸，放入牛膝、枸杞子，再加入稀玉米面，搅匀。用小火煮 25 分钟，加入葱丝、姜丝、盐拌匀即可。

降低胆固醇

魔芋冬瓜汤

原料： 冬瓜、魔芋各 200 克，虾米 10 克，姜片、蒜片、盐各适量。

做法： ①冬瓜去皮洗净，去瓤，去子，切丁；魔芋切成丁。②油锅烧热，放虾米炸一下，再放姜片、蒜片煸炒出香味。③在锅里放水，放入魔芋丁、冬瓜丁，烧开。④煮熟后放适量盐，调匀后即可。

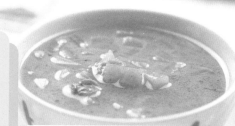

魔芋是降脂减肥的极佳食品，肥胖并发心血管疾病的人群可以常食。

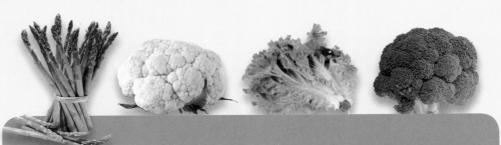

高血压并发冠心病

　　高血压与冠心病往往相伴而生，长期患高血压容易引起血管硬化和血管狭窄，从而引发冠心病。高血压患病时间越长，冠心病的发病率就会越高。只有注意日常饮食，养成良好的生活习惯，合理用药，才能缓解甚至控制冠心病的发展。

发病症状

　　早期无任何症状，随着病情进一步发展，冠状动脉供血出现不足，就会出现心绞痛、心肌梗死、心力衰竭和心律失常等症状。

饮食关键点

　　1. 限制饮食，控制热量。

　　摄入的热量过高，会使体重增加，对高血压并发冠心病患者来说是很危险的。尽量控制饮食，调整体重。

　　2. 饮食要清淡。

　　少盐、少糖、少油，饮食一定要清淡，肥肉、动物内脏、蛋黄等食物要少吃或不吃。改变传统的烹饪方法，以蒸、煮、凉拌为主，避免油炸、烟熏食物。

　　3. 适当减少动物蛋白质的摄取。

　　虽然蛋白质是人体必需的物质之一，但摄入过多会增加心脏负担，可以尽量少吃肉类，以豆制品、奶制品来补充体内蛋白的缺失。

　　4. 增加膳食纤维的摄入。

　　新鲜果蔬含有丰富的膳食纤维，既能促进胃肠蠕动，缩短新陈代谢的周期，又能补充人体所需能量，增加饱腹感，减少热量的摄入。

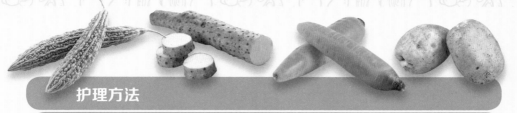

护理方法

1. 适量服用降压药。

不要过量服用降压药物，要将血压控制在一个合理范围内，避免出现低血压的情况。因为低血压可导致心跳加速，加重心脏的负荷与心肌缺氧的情况，从而加重冠心病症状。

2. 合理膳食。

合理控制热量摄入，保持理想体重，适当增加新鲜蔬菜、低糖水果、粗粮等富含膳食纤维食物的摄入，保证必需的矿物质、维生素的供给，能有效防治高血压并发冠心病。

重要营养素推荐

钙

功效：补充人体所需的营养物质，还能维持有规律的心跳，因此高血压并发冠心病患者要补充足够的钙。

富含钙的食物：脱脂牛奶、海带、紫菜、豆腐、豆腐干、芥蓝等。

维生素 C

功效：维生素 C 具有抗氧化的功效，能够软化血管，增加血管弹性，防止动脉硬化。如果维生素 C 摄入不足，会增加患心脏病的风险，导致心脏病加重。

富含维生素 C 的食物：猕猴桃、红枣、苹果、橘子、橙子、大白菜、西蓝花、卷心菜、绿豆芽、豌豆苗等。

蛋白质

功效：蛋白质是人体必需的营养元素，高血压并发冠心病患者每日从食物中摄取的蛋白质含量，以每千克体重不超过 1 克为宜，要多吃奶制品、豆制品、鱼类等食物。

富含蛋白质的食物：脱脂牛奶、无糖酸奶、豆浆、鲫鱼、鲤鱼等。

健康食谱

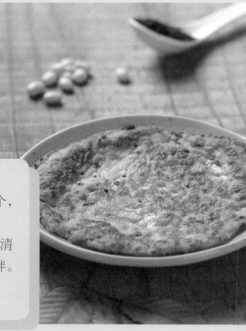

高血压患者并发冠心病的饮食，要控制热量，少食胆固醇和脂肪含量高的食物，适量多吃红色的植物性食物，如红豆、石榴、草莓等。

豆渣饼

原料：豆渣 50 克，面粉 100 克，鸡蛋 2 个，盐、黑芝麻各适量。

做法：①面粉加入豆渣中，加入鸡蛋和清水搅拌均匀，加入盐、黑芝麻继续搅拌。②油锅烧热倒入面糊，小火煎熟即可。

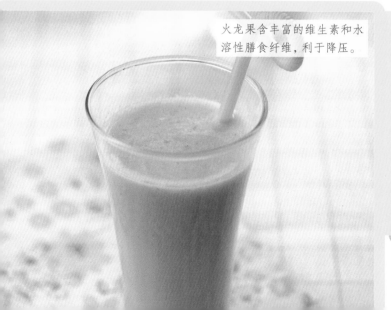

火龙果含丰富的维生素和水溶性膳食纤维，利于降压。

牛奶火龙果饮

原料：火龙果 100 克，脱脂牛奶 100 毫升。

做法：①将火龙果外皮的鳞片去除，头尾去掉，洗净。②果皮连同果肉一起切块、放入榨汁机内，加入适量的凉开水，榨成汁。③将火龙果汁与脱脂牛奶混合搅拌即可。

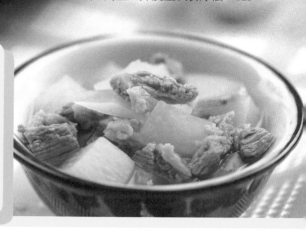

萝卜牛肉汤

原料: 牛肉 100 克,白萝卜 100 克,姜片、盐各适量。

做法: ①将牛肉、白萝卜洗净,切块。②把煲汤锅中的水烧开,放入牛肉块、姜片炖至八成熟,然后加入白萝卜块,最后加入盐调味即可。

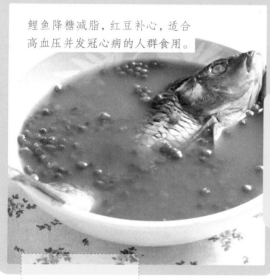

鲤鱼降糖减脂,红豆补心,适合高血压并发冠心病的人群食用。

红豆鲤鱼

原料: 鲤鱼1条,红小豆50克,盐适量。

做法: ①将鲤鱼清理干净。②待锅烧热后加水烧沸,下鲤鱼、红小豆、盐,煮至鱼熟即可。

降低胆固醇

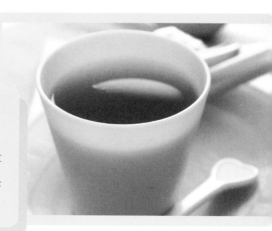

苹果芹菜汁

原料: 苹果半个,芹菜 30 克,温开水适量。

做法: ①将芹菜择洗干净,切成小段。②苹果去皮,去核,切成小块。③将芹菜段、苹果块放入榨汁机中,加温开水榨汁即可。

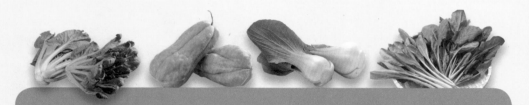

高血压并发痛风

　　高血压病常伴随痛风，两者互为因果，还可能加重动脉硬化和肾硬化，所以高血压并发痛风的患者在饮食上更应该限制钠盐的摄入。高血压并发痛风的人群每天摄取钠盐的量应控制在 6 克以下，每日饮用 2000 毫升左右的水，加速排出尿液，能够在一定程度上控制高血压。

发病症状

　　痛风发作时，不仅严重影响关节的功能，甚至影响患者的日常生活，如睡觉、大小便等。痛风前期为高尿酸血症，没有症状表现，通常在体检中测出。有的痛风患者会出现以关节疼痛为主的痛风急性发作。痛风的中期症状比较明显，起病急骤，夜间突然发作，开始为单关节红、肿、热、痛，并有活动障碍，常伴有畏寒、寒战、发热等症状。有时有疲惫、厌食、头痛的症状，通常 1~2 周症状可缓解。

　　关节初期表现为单关节炎，每次发作持续数天至数周，其后自然缓解。但间歇数月或数年后又可复发，随复发次数的增加，间歇期逐渐缩短。

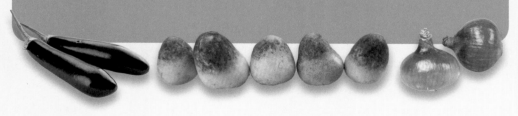

饮食关键点

1. 限制盐的摄入。

高血压并发痛风患者应当严格控制饮食，保持口味清淡，限制盐的摄入，多吃含钾丰富的蔬菜。

2. 宜食低嘌呤食物。

限制高脂肪及高胆固醇食物的摄入，限制食用高糖和嘌呤含量高的食物。

3. 摄入蛋白质。

牛奶、鸡蛋是良好的蛋白质来源，也可适量食用精瘦肉、鱼肉。

护理方法

痛风发作时，疼痛剧烈，甚至难以忍受，所以怎样止痛，缓解疼痛是首要之急，可用以下方法缓解疼痛。

1. 可用秋水仙碱缓解疼痛。

秋水仙碱是治疗痛风急性发作的首选药物，最佳的用药时机是急性发作的早期，特别适合伴有溃疡病或手术恢复期的急性发作者，可遵医嘱服用。

2. 大量饮水。

急性疼痛期，需要大量饮水，最好是温开水、弱碱性天然矿泉水或蔬菜汁。

3. 冰敷快速缓解疼痛。

急性疼痛发作时，如果难以忍受，也可以采用冰敷的方法，暂时缓解痛风带来的疼痛感。但是切记不要把冰块直接贴到皮肤上。

健康食谱

高血压并发痛风患者在日常生活中应避免进食动物内脏、鱼虾类食物，火锅也要少吃，尤其不能喝火锅汤。禁止饮酒，特别是啤酒。需要特别注意的是有些蔬菜，如芦笋、菜花、四季豆、青豆、豌豆、菠菜、蘑菇等也含有较高的嘌呤，伴痛风病的高血压患者也要少吃。

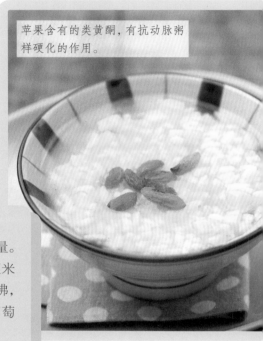
苹果含有的类黄酮，有抗动脉粥样硬化的作用。

苹果葡萄干粥
原料：苹果1个，粳米100克，葡萄干适量。
做法：①苹果洗净，削皮，切成丁；粳米和葡萄干分别洗净。②锅中加水，烧沸，放粳米煮至七八成熟，放苹果丁和葡萄干，煮至米熟粥稠即可。

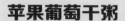
也可加入胡萝卜、黄瓜等食材。

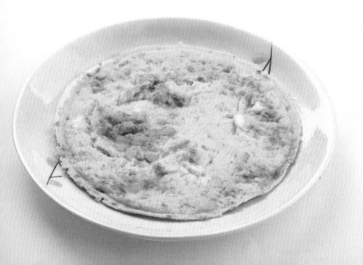

苦瓜鸡蛋饼
原料：苦瓜半根，鸡蛋1个，葱花、盐各适量。
做法：①苦瓜去子和瓤，切片，用盐拌匀，再入冰水浸泡20分钟，捞起后切碎。②鸡蛋打散，加葱花、盐、苦瓜碎搅拌均匀。③油锅烧热，倒入苦瓜鸡蛋液，小火慢煎至熟即可。

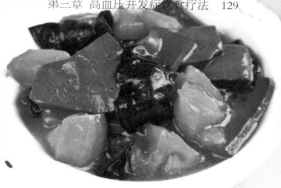

番茄炒猪血

原料：猪血 100 克，番茄 1 个，干木耳 5 朵，葱花、蒜末、料酒、盐、醋各适量。

做法：①猪血切薄片；番茄洗净切块；干木耳泡发洗净，撕小朵。②油锅炒香葱花、蒜末，入猪血片炒至变色。加水烧沸，放入番茄块、木耳，调入料酒、盐、醋稍煮即可。

猪血含有丰富的铁，有补血的功效。

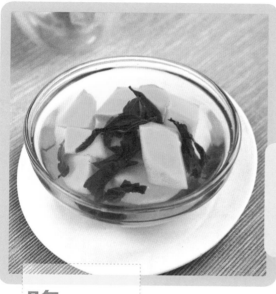

芒果茶

原料：芒果、绿茶各适量。

做法：①将芒果去皮，去核，果肉切块，加水煮沸。②加入绿茶即可。

降低胆固醇

菠萝梨汁

原料：菠萝 50 克，梨 1 个。

做法：①菠萝去皮，榨汁；梨去皮、核，榨汁。②将菠萝汁和梨汁混匀即可。

菠萝中的菠萝酶有助消化、降脂作用。

高血压并发肥胖症

肥胖者的皮下脂肪较厚，会使毛细血管大大扩充，增加血容量、血液循环量，从而增加了心脏的负荷。在正常心率下，心搏出量大大增加，心脏的负担长期过重，会诱发左心室肥厚，导致血压升高。

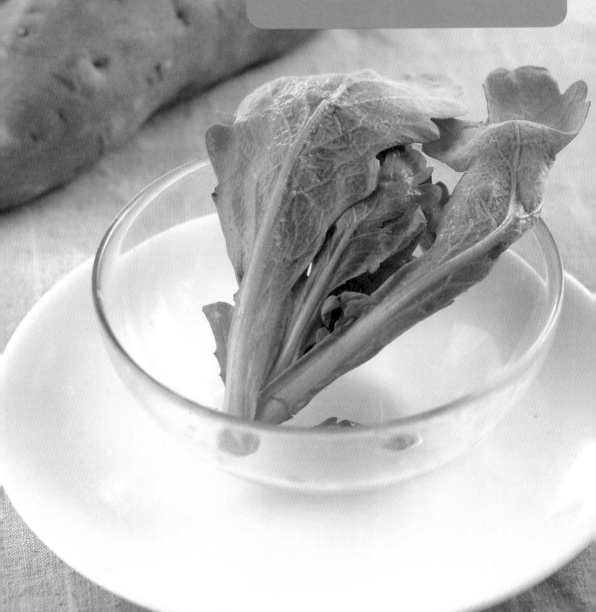

饮食关键点

1. 少食多餐，避免过饱。

高血压患者三餐应按时吃，饮食要清淡，少食多餐。三餐不定时，饥饱无度，极有可能造成暴饮暴食，加剧高血压等心血管疾病的发作。因此，要养成合理的饮食习惯，三餐要准时吃，适量吃。肥胖是高血压的重要诱因之一。平日吃得过饱会使血液集中于胃部，造成脑供血不足，促使脂肪堆积，导致肥胖的发生。总之，应遵循每餐吃七八分饱即可。

2. 不吃甜食。

对于甜食，过量食用不仅容易增重，而且含糖量高，容易导致血压升高。

3. 限制脂肪的摄入量。

每日食油量应严格控制，不吃肥肉、动物内脏，注意控制坚果类食物的摄入量，不能过多。

4. 保证蛋白质供给。

可以选择肉类、牛奶、蛋类等优质的蛋白质来源。蛋白质是生命存在的物质基础，是机体细胞的重要组成部分。对于高血压患者来说，优质蛋白质可促进体内多余的钠排出体外，预防体内钠元素过多而引起的血压升高，因此，高血压患者要注意补充蛋白质。

5. 饮食多样化，保持维生素和矿物质摄入平衡。

人体需要 B 族维生素、维生素 C，可以通过多吃新鲜蔬菜及水果来满足。如每天吃 1 个苹果，有益于健康，还可补充钙、镁等矿物质。

6. 坚持运动，可选择慢跑、跳绳等有氧运动有利于消耗脂肪。

慢跑的运动强度较小，每次慢跑时间控制在 30~60 分钟。

跳绳是一种非常有效的有氧运动，也是一项健美运动。它不但能强化心肺功能以及身体各主要部位的肌肉，还可训练平衡感和身体的敏捷度，对提高身体协调性、增强骨密度、减重等都有相当大的帮助。

健康食谱

据医学研究证实，高血压并发肥胖人群通过减肥可使血压下降。应禁食高热量、高脂肪、高胆固醇的食物；增加膳食纤维的摄入，如魔芋、白菜，不仅有饱腹感，还能减少热量的摄入，有利于减肥。

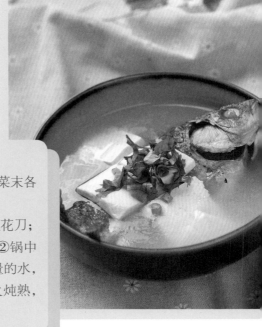

鲫鱼豆腐汤

原料：鲫鱼 1 条，豆腐 50 克，盐、葱花、香菜末各适量。

做法：①将鲫鱼处理干净，鱼身两侧划几道花刀；豆腐切片，入沸水锅中焯水，捞出沥水。②锅中放油烧热，放鲫鱼煎至两面金黄，加入适量的水，大火烧 10 分钟，加豆腐片，烧开后转小火炖熟，加入适量的盐、葱花、香菜末调味即可。

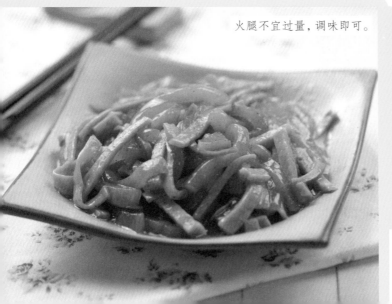

火腿不宜过量，调味即可。

清炒魔芋丝

原料：魔芋 200 克，火腿、水淀粉、葱丝、姜丝、盐各适量。

做法：①魔芋洗净切条，火腿切条。②油锅烧热，放入葱丝、姜丝、火腿条炒香。③加入魔芋条、盐，炒入味，用水淀粉勾芡即可。

香菇通心粉

原料： 通心粉 50 克，土豆、胡萝卜各 60 克，香菇 20 克，虾、盐各适量。

做法： ①将土豆去皮，洗净，切丁；胡萝卜洗净，切丁；香菇洗净，切成片；虾去头、尾、虾线，洗净。②将土豆丁、胡萝卜丁、香菇片、虾放入锅中，加水煮熟，捞出。③锅中加水烧开，放入通心粉，调入适量盐，煮熟放入大盘中，放土豆丁、胡萝卜丁、虾、香菇片即可。

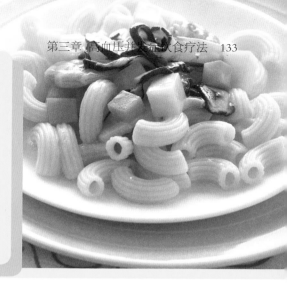

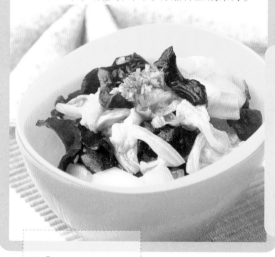

木耳、白菜含有膳食纤维，降脂降压效果好。

木耳炒白菜

原料： 木耳 6 朵，白菜 200 克，水淀粉、花椒粉、盐、酱油、葱花各适量。

做法： ①木耳洗净，撕成小片；白菜洗净，切片。②热油锅，加花椒粉，下白菜片煸炒至油润透亮，入木耳，加调料煸炒，熟时用水淀粉勾芡，撒上葱花即可。

降低胆固醇

红烧杏鲍菇

原料： 杏鲍菇 200 克，酱油、芝麻、黄甜椒粒、姜丝、葱段、盐各适量。

做法： ①杏鲍菇去杂质，洗净切片。②炒锅放植物油烧热，放入葱段、姜丝炒香。③放入杏鲍菇片，加酱油、盐，烧沸后小火焖 10 分钟，转大火收汁。④杏鲍菇片装盘，浇上锅中汤汁，撒上芝麻、黄甜椒粒即可。

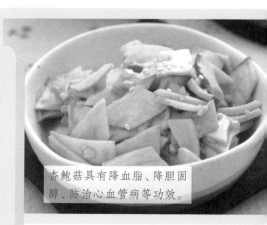

杏鲍菇具有降血脂、降胆固醇、防治心血管病等功效。

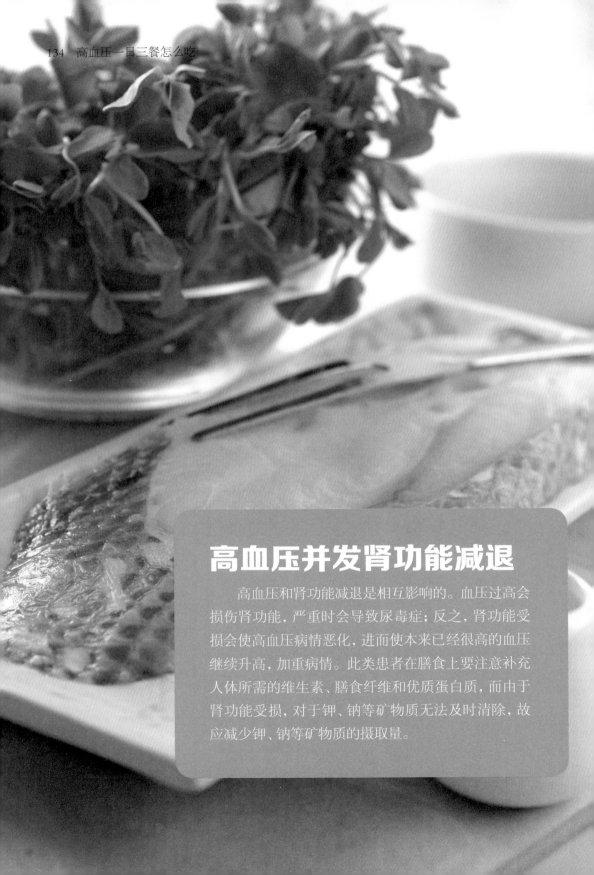

高血压并发肾功能减退

　　高血压和肾功能减退是相互影响的。血压过高会损伤肾功能，严重时会导致尿毒症；反之，肾功能受损会使高血压病情恶化，进而使本来已经很高的血压继续升高，加重病情。此类患者在膳食上要注意补充人体所需的维生素、膳食纤维和优质蛋白质，而由于肾功能受损，对于钾、钠等矿物质无法及时清除，故应减少钾、钠等矿物质的摄取量。

发病症状

头晕、头痛、心悸、失眠、四肢乏力、排尿减少、口臭、厌食、视力下降等。

饮食关键点

1. 适量摄入蛋白质。

可选用利用率高的蛋白质，如鱼类、乳制品等。虽然高血压并发肾功能减退患者需要限制蛋白质的摄入，但若体内蛋白质过少，则会导致营养不良，所以可适当选用优质蛋白食物。

2. 不宜过多饮水。

体内水分过多，又不能及时排出，会增加肾脏的压力，所以应适量减少水分的摄入。

3. 补充维生素。

维生素 D 有利于避免肾病低血钙，维生素 C 能促进脂肪代谢，稳定血压，所以要摄入足够的维生素。

4. 忌饮食过咸。

根据肾功能情况，摄入食盐量不同，一般每天小于 5 克，忌吃香肠、咸菜等高钠食物。

护理方法

1. 观察血压变化。

定期观察血压的变化是非常重要的，因为高血压常是肾脏病恶化的主要因素。如有高血压，应将血压控制在正常范围。定期检查肾功能情况也是必要的，有利于尽早了解肾功能的发展趋势并给予适当的治疗。

2. 注意劳逸结合。

患了肾脏病以后，病情轻时或恢复期，可以承担一些力所能及的劳动。在急性发作期间应适当卧床休息，症状严重时也要卧床休息。慢性肾脏病患者宜劳逸结合，消除顾虑，保持身心愉快。

健康食谱

高血压并发肾功能减退的人群，要保证摄入优质的蛋白质，可选食蛋、奶、瘦肉等，还可用薯类、山药、藕粉等代替部分主食。饮食应遵循食物多样化的原则，保证饮食清淡，尤其注意限制钠盐的摄入，避免油炸及烟熏食物，限制食用豆类食物和高钠食物。

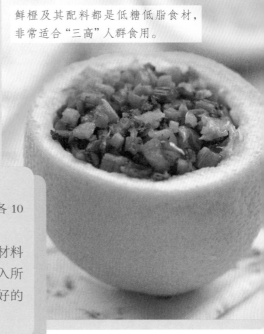

鲜橙及其配料都是低糖低脂食材，非常适合"三高"人群食用。

鲜橙一碗香

原料：鲜橙 1 个，青鱼 20 克，芹菜、洋葱、香菇各 10 克，姜末、葱末、料酒、盐各适量。

做法：①将鲜橙从 2/3 处切开，挖去果肉，其他材料均切丁。②油锅烧热，入姜末、葱末翻炒后加入所有食材，入料酒，待炒熟后加盐调味。④将炒好的菜丁装入橙子碗中，入蒸锅蒸 1~2 分钟即可。

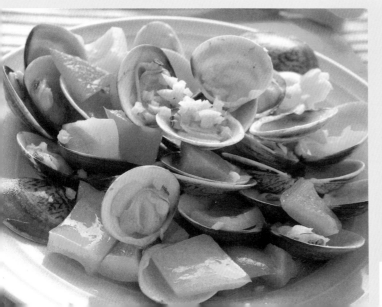

清炒蛤蜊

原料：蛤蜊 200 克，红甜椒、黄甜椒各 50 克，高汤、蒜末、盐各适量。

做法：①将蛤蜊放入淡盐水中浸泡 2 小时，洗净；红甜椒和黄甜椒洗净，切片。②油锅烧热，放入红甜椒片和黄甜椒片，爆香后放入蛤蜊，翻炒数下，加适量的高汤，大火煮至蛤蜊张开壳，加盐、蒜末调味即可。

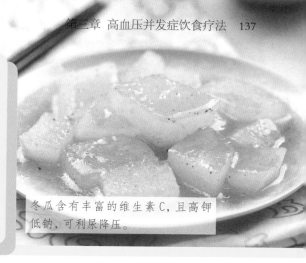

素烧冬瓜

原料：冬瓜 200 克，清汤、葱花、水淀粉、盐各适量。

做法：①冬瓜去皮洗净后切成块。②冬瓜用沸水焯一下，待断生时捞出。③油锅烧热，加葱花炒香，倒入清汤烧开，放入冬瓜烧熟盛盘。④锅内余汁加盐，用水淀粉勾薄芡，淋在冬瓜上即可。

冬瓜含有丰富的维生素C，且高钾低钠，可利尿降压。

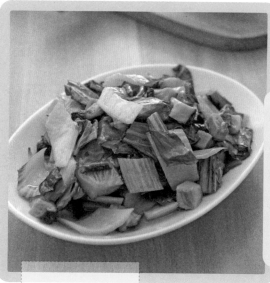

香菇青菜

原料：香菇 100 克，青菜 200 克，盐适量。

做法：①香菇洗净，切块；青菜洗净，切片。②油锅烧热，放香菇块翻炒片刻，再放入青菜片翻炒，放盐调味即可。

降低胆固醇

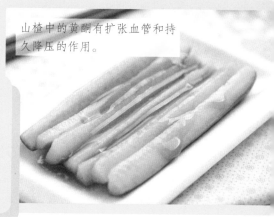

山楂中的黄酮有扩张血管和持久降压的作用。

山楂汁拌黄瓜

原料：小嫩黄瓜 200 克，山楂 50 克。

做法：①小嫩黄瓜洗净，切成条。②山楂洗净去子，放入锅中加水 200 毫升，在小火上慢熬，待熬浓稠，倒在黄瓜条上拌匀即可。

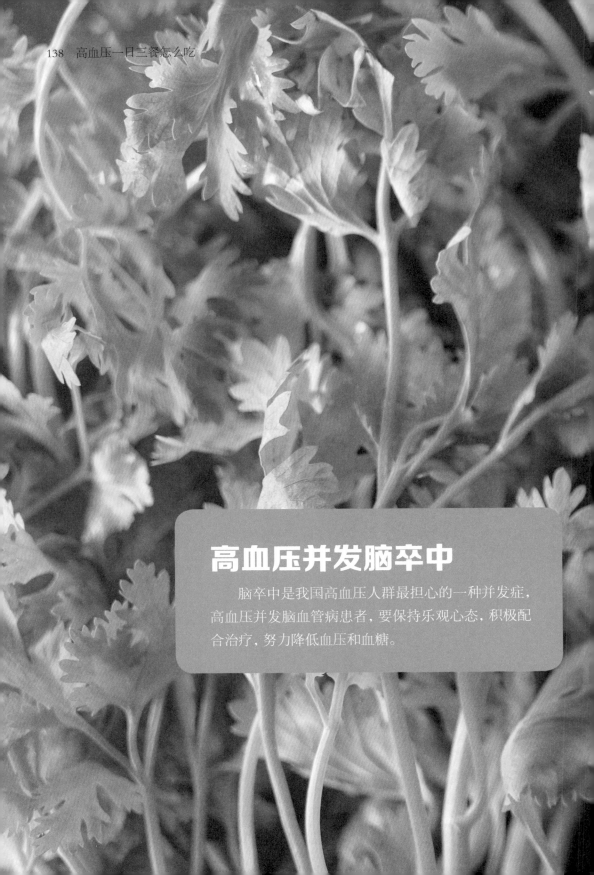

高血压并发脑卒中

脑卒中是我国高血压人群最担心的一种并发症，高血压并发脑血管病患者，要保持乐观心态，积极配合治疗，努力降低血压和血糖。

发病症状

临床上高血压并发脑血栓比脑出血多见，并且可反复出现小脑卒中、偏瘫、痴呆，或者完全无脑卒中发作而表现为假性延髓性麻痹。

饮食关键点

1. 控制每日摄入的热量总量。

患者每日多摄入健脑食物，如桂圆、核桃等。减少食用含糖、脂肪高的淀粉类食物，忌辛辣，多食用饱腹感强、热量低的食物。

2. 控制胆固醇、饱和脂肪酸的摄入。

不要吃动物内脏、肥肉、全脂牛奶等高脂肪、高热量的食物，应以高膳食纤维、高蛋白的食物为主。

3. 每天坚持吃粗粮或杂粮。

粗粮和杂粮富含维生素、矿物质和膳食纤维，有降低胆固醇和预防动脉硬化的作用。

4. 晚餐宜吃早，吃少。

晚餐尽量在临睡前 4~5 小时进行，以清淡、少糖为宜。进餐时间在 30 分钟左右为好，细嚼慢咽，多喝汤，增加饱腹感。

护理方法

1. 降低血压和血脂。

要有效地降低血压和血脂，因为血压不稳和血脂过高，是诱发糖尿病脑血管病变的重要原因之一。

2. 保持心情愉悦，适当运动。

保持心情愉悦，适当做一些有氧运动，对预防血管硬化和控制血糖有一定作用，运动要持续坚持，效果才会更加明显。运动后要适当饮水，可减轻血液的黏稠度，防止脑卒中。

3. 控制饮食。

提倡每餐进食缓慢，七成饱即可。多吃蔬菜，少吃动物脂肪，在无肾病的前提下提倡高蛋白饮食。

健康食谱

高血压并发脑卒中的人群要多吃新鲜蔬菜，因为其中富含维生素 C、钾、镁和膳食纤维等。维生素 C 可降低血液中胆固醇含量，增强血管的致密性。饮食中应保证摄入适当蛋白质，常吃些蛋清、瘦肉、鱼类和各种粗粮，如黑米等。忌食肥甘厚味。

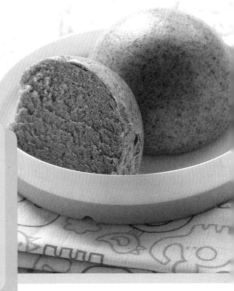

黑米中富含人体必需的微量元素硒，能清除沉积在血管壁上的脂肪。

黑米馒头

原料：黑米面 50 克，小麦面粉 100 克，酵母粉适量。

做法：①将小麦面粉、黑米面和酵母粉混合，加入水，揉成光滑的面团，放在温暖处发酵。②将发酵好的面团取出，揉匀后搓成长条，切成每个约 50 克的面块。③将面坯摆入蒸锅，醒发 20 分钟。④醒发后先大火隔水烧开，再转中火蒸 25 分钟即可。

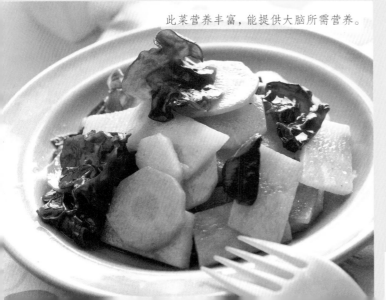

此菜营养丰富，能提供大脑所需营养。

五宝蔬菜

原料：土豆、胡萝卜各 150 克，荸荠 3 个，蘑菇 2 朵，干木耳 3 朵，盐适量。

做法：①干木耳用水泡发；蘑菇、胡萝卜洗净，切片；土豆、荸荠去皮洗净，切片。②锅中加油烧热，先炒胡萝卜片，再放入蘑菇片、土豆片、荸荠片、木耳翻炒，炒熟后加适量盐调味即可。

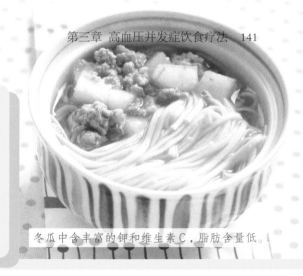

冬瓜肉末面条

原料：冬瓜 30 克，猪肉末 10 克，龙须面 50 克，清汤、盐各适量。

做法：①冬瓜去皮切块，放入沸水中煮熟，切成小块，备用。②将猪肉末、冬瓜块及龙须面加入清汤，大火煮沸，小火焖煮至冬瓜熟烂，加盐调味即可。

冬瓜中含丰富的钾和维生素C，脂肪含量低。

苦瓜焯水后食用，可降低苦味。

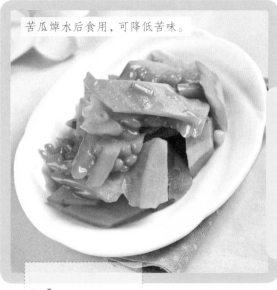

苦瓜炒胡萝卜

原料：苦瓜半根，胡萝卜 100 克，葱花、盐各适量。

做法：①苦瓜洗净，纵切去瓤，切片；胡萝卜削皮洗净，切薄片。②油锅烧热，放入苦瓜片和胡萝卜片，大火快炒，加盐，炒匀，撒上葱花即可。

降 低胆固醇

核桃桂圆鸡丁

原料：鸡胸肉 180 克，核桃仁 3 个，桂圆肉 8 颗，料酒、水淀粉、葱丝、生抽、盐各适量。

做法：①鸡胸肉切丁，加盐、水淀粉、料酒腌制上浆。②油锅烧热，将核桃仁轻炸至有香味，沥油盛出。③锅底留油，将鸡肉丁滑熟，加入炸好的核桃仁，加桂圆肉、盐、生抽翻炒均匀，撒上葱丝即可。

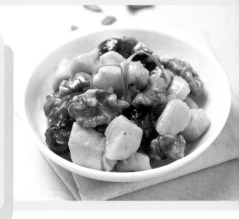

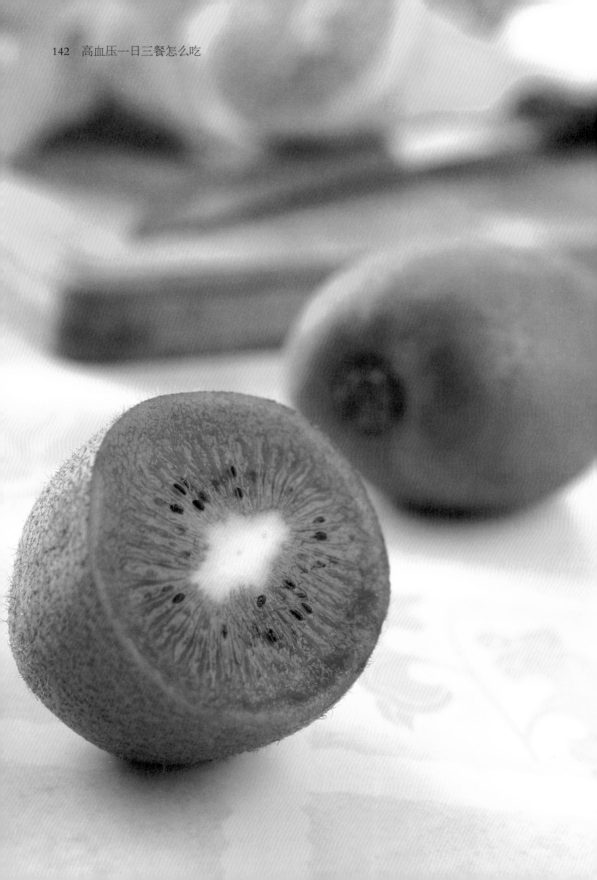

第四章
35 款养生茶，降压、降糖、降血脂

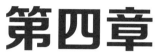

　　高血压作为一种慢性病，在药物调节控制的同时，还在于日常的生活饮食控制，而养生降压茶既能帮助降血压，又可以作为日常生活休闲的饮品，对于喜爱品茶及需要降血压的朋友们来说是一种不错的选择。如山楂所含的成分可以助消化、扩张血管、降低血糖、降低血压。山楂搭配其他茶叶、中药，如绿茶、葛根泡茶煮水，在日常生活中代水经常饮用，对于辅助治疗高血压具有较好的疗效。

养生茶

饮茶能延缓和防止血管内膜脂质斑块形成，防止形成动脉硬化、脑血栓，有辅助降压的疗效。茶能消除疲劳，促进新陈代谢，并有维持心脏、血管、胃肠等正常功能的作用，中药和茶饮疗效好，且副作用较小。

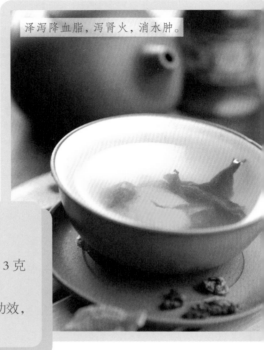

泽泻降血脂，泻肾火，消水肿。

乌龙茶

原料： 泽泻 15 克，乌龙茶 3 克。

做法： 泽泻加水煮 20 分钟，取汁，冲泡 3 克乌龙茶，加盖闷 15 分钟后即可。

功效： 此茶具有利湿减肥、泻热消脂的功效，适用于高血压并发高脂血症的人群。

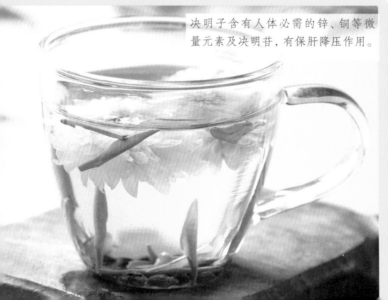

决明子含有人体必需的锌、铜等微量元素及决明苷，有保肝降压作用。

决明子茶

原料： 决明子 25 克，菊花 3 克。

做法： ①决明子和菊花分别洗净。②共同放入水中煎煮 10~20 分钟，分次代茶饮用即可。

功效： 决明子中的大黄素、大黄酚等蒽醌类成分有明目、降压、降脂、保肝及抗氧化等作用。但脾胃虚寒、便溏者不宜饮用。

金橘玫瑰茶

原料：金橘 4 个，玫瑰花 3 朵。

做法：①金橘切碎备用。②玫瑰花用热水冲泡，稍凉后加入金橘即可。

功效：玫瑰花有活血化瘀的功效；金橘富含维生素 P，对心血管病有辅助改善的功效。

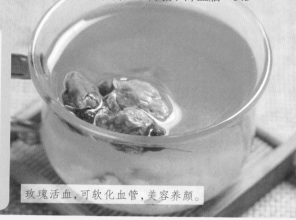

玫瑰活血，可软化血管，美容养颜。

绿茶中的单宁酸降压、降脂效果好。

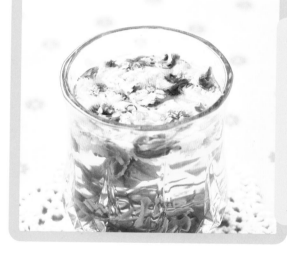

菊花绿茶

原料：杭菊花 10 克，绿茶 3 克。

做法：①杭菊花和绿茶洗净。②一同放入开水中冲泡，代茶饮用即可。

功效：菊花清肝明目，绿茶有增强血管弹性，降低胆固醇和降低血糖的功效。长期饮用，对防治高脂血症、血管硬化、糖尿病有较好效果。但肠胃功能不好的人群，不宜长期饮用。

菊花枸杞茶

原料：杭菊花 10 克，枸杞子 5 克。

做法：菊花和枸杞子共同放入大茶壶内，加入开水，加盖泡 10 分钟即可。

功效：此茶可以预防和治疗各种眼病，对患糖尿病、高血压、冠心病的人群都有好处，适宜老年人饮用。

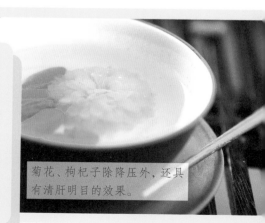

菊花、枸杞子除降压外，还具有清肝明目的效果。

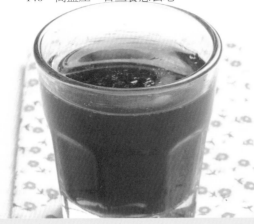

首乌茶

原料： 制首乌 10 克（以黑豆汁拌匀，蒸至内外均呈棕褐色，晒干，称为制首乌）。

做法： ①将制首乌研成粗末，冲沸水适量。②加盖闷20分钟即可。代茶饮用，每日1剂。

功效： 首乌有降血脂、抗动脉粥样硬化、减少血栓形成之功效，适合高血压患者常饮。

糯米红茶

原料： 糯米 50 克，红茶 2 克。

做法： ①糯米放入沸水锅中煮熟后，舀出糯米只留糯米水。②随后放入红茶，以糯米水煎煮片刻即可。

功效： 此茶利尿消肿，不但可以帮助肠胃消化，促进食欲，还能舒张血管，降压降脂。

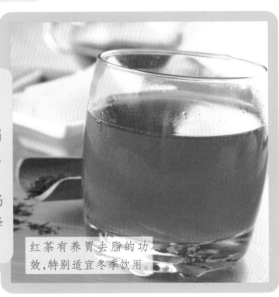

红茶有养胃去脂的功效，特别适宜冬季饮用。

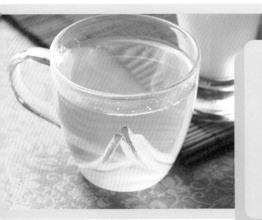

洋葱茶

原料： 洋葱 200 克。

做法： ①将洋葱切细丝，放在茶壶内，加水约1000毫升。②煮沸后转小火，煎煮至剩下一半时即可。每日饮用200毫升左右。

功效： 洋葱含有前列腺素以及其他营养元素，可以降低血液的黏稠度，从而起到降低血压的作用。

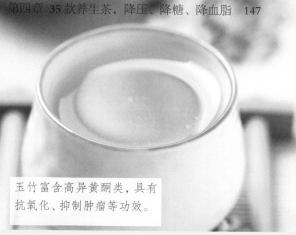

玉竹麦麸茶

原料： 玉竹 10 克，麦麸 50 克。

做法： ①将玉竹研细末，与麦麸均匀混合。②每日用沸水冲泡，代茶饮即可。

功效： 此茶能滋阴生津，降脂降压，适合高血压、血脂异常、高血糖患者日常服用。

玉竹富含高异黄酮类，具有抗氧化、抑制肿瘤等功效。

荷叶中的荷叶碱有降血脂功效。

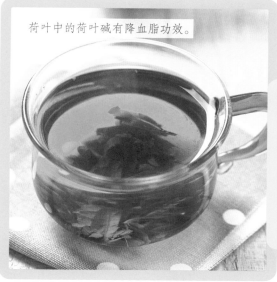

葛花荷叶茶

原料： 葛花 15 克，鲜荷叶 60 克。

做法： ①荷叶切丝，与葛花一同入锅煮沸。②去渣取汁即可。

功效： 葛花和荷叶都具有降脂降压的功效，适于高血压伴肥胖及痛风患者经常饮用。

苦瓜茶

原料： 苦瓜、绿茶适量。

做法： ①苦瓜洗净，去瓤，切成薄片。②与适量绿茶一起放入杯中，用热水冲泡即可。

功效： 绿茶具有良好的抗氧化和镇静作用，其中的类黄酮成分更能增强维生素 C 的抗氧化功效。与苦瓜泡饮，有降糖降脂的作用。但脾胃虚寒者不宜饮用。

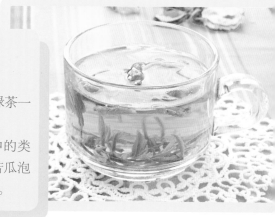

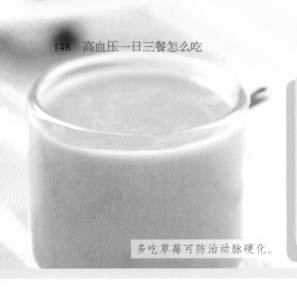

多吃草莓可防治动脉硬化。

香蕉草莓饮

原料：香蕉 1 根，草莓 4 颗，绿茶适量。

做法：①绿茶冲水取汁备用。②将香蕉去皮，捣泥；草莓洗净，去蒂捣成泥，和香蕉泥混合。③加入绿茶水调匀即可。

功效：香蕉富含钾，可促进血液中过多的钠离子排出，使血压降低。

山楂黄瓜汁

原料：山楂 50 克，黄瓜 80 克。

做法：①将新鲜山楂去核，洗净，切成丁。②将黄瓜洗净，切丁。③将山楂丁和黄瓜丁混合，加入适量的水后一并倒入榨汁机中。④开启榨汁机，待山楂丁和黄瓜丁全部打碎成汁后倒入杯中即可。

功效：山楂中所含的黄酮类、三萜类等活性成分，具有扩张血管的作用；黄瓜可降血脂。

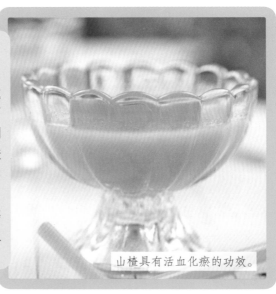

山楂具有活血化瘀的功效。

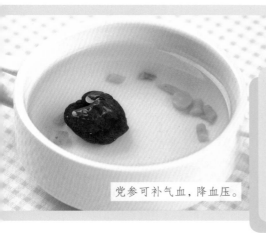

党参可补气血，降血压。

红枣党参茶

原料：红枣 5 颗，党参 10 克。

做法：党参、红枣洗净同煮 15 分钟，关火即可。

功效：党参可扩张血管，改善微循环，从而起到降压的作用，和红枣搭配还可补益气血。但痰湿体质者禁饮。

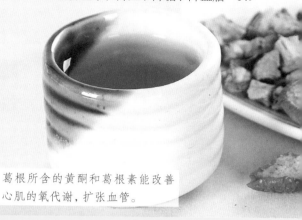

葛根山楂饮

原料： 葛根粉 5~10 克，山楂干 15 克。

做法： 取葛根粉与山楂干用沸水冲服即可。

功效： 葛根与山楂搭配，能活血化瘀、燥湿化痰，特别适于高血压、高脂血症、糖尿病、冠心病人群饮用。

葛根所含的黄酮和葛根素能改善心肌的氧代谢，扩张血管。

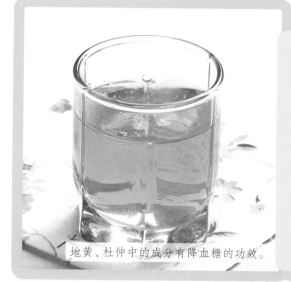

地黄、杜仲中的成分有降血糖的功效。

地黄杜仲茶

原料： 生地黄、杜仲各 5 克，绿茶适量。

做法： ①取生地黄和杜仲，磨成粉。②将地黄杜仲粉与绿茶放一起，用沸水冲泡，闷 5 分钟即可。

功效： 地黄有降血糖、抗弥散性血管内凝血的作用，与杜仲搭配，能抵消杜仲所带来的"火气"，更好地发挥两者降压、降脂的作用。

枸杞红枣茶

原料： 枸杞子 10 克，红枣 2 颗。

做法： 枸杞子和红枣洗净，用沸水冲泡，闷 5~10 分钟即可饮用。

功效： 枸杞子所含的枸杞多糖及类胡萝卜素、多酚等物质，具有降低血压、血糖的作用，还能软化血管。和补血的红枣一起泡茶，可预防心血管疾病。

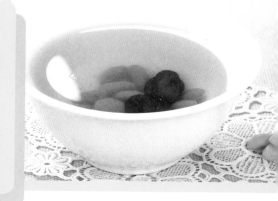

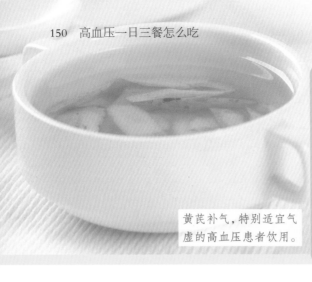

黄芪补气，特别适宜气
虚的高血压患者饮用。

黄芪淮山茶

原料：黄芪片、淮山片各 30 克。

做法：①将黄芪片、淮山片同入锅中，熬煮 30 分钟左右，取汁。②锅中加适量清水继续熬煮。③可煮 3 次，去渣，将 3 次黄芪淮山水混合，代茶饮即可。

功效：黄芪淮山茶有益气生津、健脾补肾的作用，适合气阴不足、脾胃两虚者。

绞股蓝茶

原料：绞股蓝、银杏叶各 10 克。

做法：将绞股蓝、银杏叶用清水洗净，再用热水冲泡后即可。

功效：绞股蓝对于血压还具有双向调节的作用，对于血压过高和过低都有良好的功效。

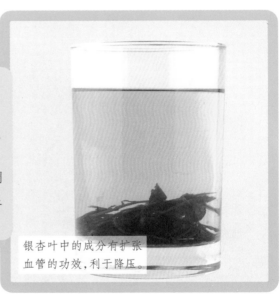

银杏叶中的成分有扩张
血管的功效，利于降压。

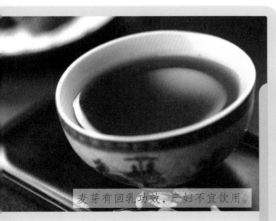

麦芽有回乳功效，产妇不宜饮用。

麦芽山楂茶

原料：麦芽、山楂各 10 克。

做法：①麦芽、山楂洗净后放入锅中同煮至沸。②倒入杯中，水温稍凉后饮用即可。

功效：山楂中的成分能扩张血管，改善和促进胆固醇排泄，从而降低血脂和血压。

山楂荷叶茶

原料：山楂 15 克，荷叶 12 克。

做法：山楂、荷叶中加水 1000 毫升，煎煮至 500 毫升，代茶饮即可。

功效：荷叶解暑醒神，山楂去脂降压，对头晕脑涨、嗜睡的患者有提神、醒脑的作用，尤其适合糖尿病并发血脂异常、高血压的患者饮用。

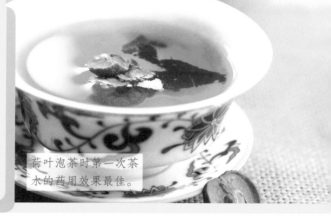

荷叶泡茶时第一次茶水的药用效果最佳。

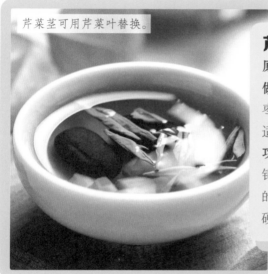

芹菜茎可用芹菜叶替换。

芹菜红枣茶

原料：芹菜 50 克，红枣 2 颗，茶叶适量。

做法：①芹菜取茎，洗净，切丁。②红枣洗净，与茶叶、芹菜丁一同入锅，加适量水煮成汤即可。

功效：芹菜中含有芹菜素、维生素 C、钾，可有效降低血压；红枣含有丰富的维生素 C 和维生素 P，可防止血管硬化。

山楂金银花茶

原料：山楂 10 克，金银花 10 克。

做法：①将山楂洗净，切片，倒入杯中。②将金银花洗净后沥干水分，倒入杯中。③往杯中冲入开水。④盖上杯盖闷 1 分钟，揭盖，温服即可。

功效：山楂有活血化瘀的功效，金银花能清热解毒。二者泡茶饮用，能化瘀消脂，降压减肥。

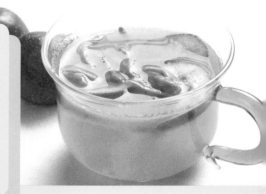

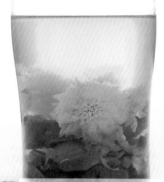

菊花具有清肝明目、祛风解郁的功效。

菊花山楂茶

原料：菊花 15 克，山楂 20 克。

做法：①将菊花和山楂一起水煎或用开水冲泡 15 分钟即可。②每日 1 剂，代茶饮用即可。

功效：具有消食降脂的功效，适用于高血压并发冠心病、高血脂和肥胖的人群经常饮用。

红花三七茶

原料：红花 15 克，三七花 5 克。

做法：①将红花和三七花混合，分 3 次放入杯中。②以滚开水冲泡，温浸片刻，稍凉后代茶饮用即可。

功效：红花具有活血功效，与活血补血的三七花搭配，可辅助治疗高血压。

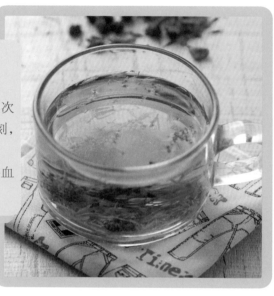

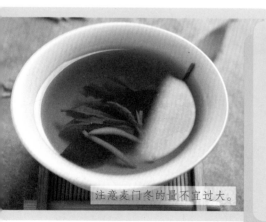

注意麦门冬的量不宜过大。

麦门冬竹叶茶

原料：麦门冬 20 克，淡竹叶 3 克，绿茶 4 克。

做法：①麦门冬洗净后入锅，加水煮 15 分钟。②将洗净的淡竹叶、绿茶放进锅中同煮 5 分钟，凉后即可饮用。

功效：麦门冬含甾体皂甙、高异黄酮等成分，可改善心肌缺血、降血糖，和淡竹叶、绿茶搭配，特别适合高血压并发高脂血症和糖尿病的人群代茶饮用。

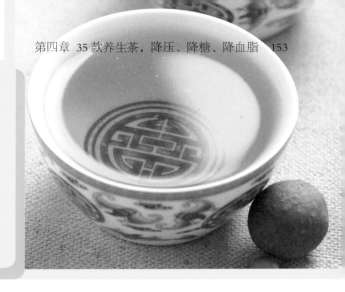

桂圆枣仁茶

原料： 桂圆肉 3 颗、炒酸枣仁 10 克，芡实 12 克。

做法： ①将以上 3 味中药洗净加入适量清水，合煮 2 次。②每次煮 30 分钟，取汁代茶常饮即可。

功效： 桂圆补益气血；枣仁能养心安神，可以改善失眠心烦的症状。

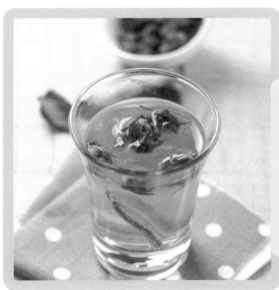

佛手玫瑰茶

原料： 佛手 10 克，玫瑰花 5 克。

做法： 佛手和玫瑰花洗净，放入茶杯中，加适量开水，冲泡饮用即可。

功效： 佛手可抑制血管紧张素转化酶，有扩张血管、降血压的功效；玫瑰花活血。两者搭配代茶常饮可改善高血压症状。

山药黄连茶

原料： 山药 30 克，黄连 3 克。

做法： 山药和黄连捣碎，放入杯中，用沸水冲泡，闷 20 分钟即可。

功效： 山药中含有丰富的黏蛋白和山药多糖，可以降低血液中胆固醇浓度，保持血管弹性，防止动脉硬化。

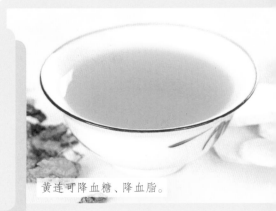

黄连可降血糖、降血脂。

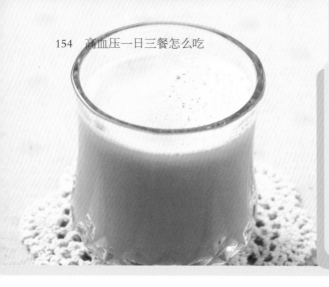

芹菜萝卜饮

原料： 芹菜、白萝卜各 100 克，车前草 30 克。

做法： 将芹菜、白萝卜、车前草洗净，捣烂取汁，小火煮沸后温服即可。

功效： 芹菜含有丰富的挥发性芳香油，能促进血液循环，可使血管扩张；车前草利尿；白萝卜消脂。

此茶对降血压、血脂效果好，可经常代茶饮用。

双花桑椹汁

原料： 金银花、菊花、山楂各 6 克，桑叶 4 克。

做法： 将金银花、菊花、桑叶、山楂用清水洗净，用白洁纱布包扎好，放入锅内煎 10 分钟，滤汁即可。

功效： 金银花具有抑菌抗炎、利胆保肝和降甘油三酯的作用。

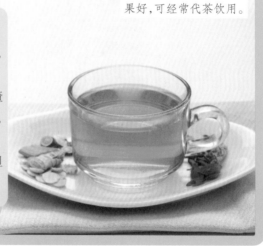

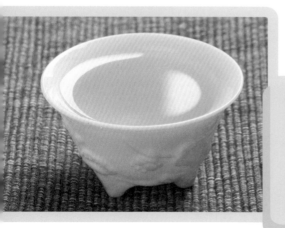

银杏叶茶

原料： 银杏叶 5 克。

做法： 将银杏叶用水煎煮，或直接用沸水冲泡即可。

功效： 银杏叶中的成分能降低血清胆固醇，扩张冠状动脉，辅助降血压。

三鲜饮

原料： 白萝卜块、山楂、橘皮各适量。

做法： ①将白萝卜块、山楂、橘皮洗净后放锅中。②加水大火熬煮，煮沸后转小火煮半个小时即可。

功效： 山楂中所含的三萜类成分具有显著的扩张血管及降压作用。陈皮中含有橙皮苷，能降低毛细血管的脆性，防治微血管破裂出血。

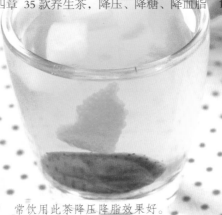

常饮用此茶降压降脂效果好。

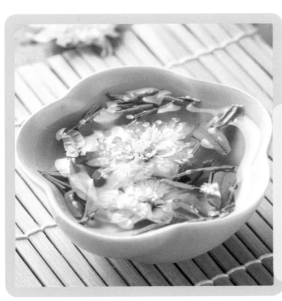

菊槐茶

原料： 菊花、槐花、绿茶各 3 克。

做法： ①将菊花、槐花洗净，和绿茶一起放入杯中。②以沸水冲泡，加盖闷 5 分钟即可。

功效： 菊花具有降血压、扩张冠状动脉的作用，可平肝降压。

陈皮普洱茶

原料： 陈皮 10 克，普洱茶 5 克。

做法： ①陈皮入砂锅煎水取汁；普洱茶放入茶杯中浸泡。②把茶汁和陈皮汁混在一起即可。

功效： 陈皮里的黄酮类物质具有疏通心脑血管、降血压、利尿的功效。

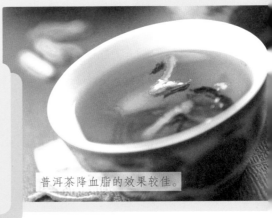

普洱茶降血脂的效果较佳。

附录 中医降血压，安全又有效

高血压按摩方法

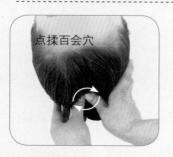
点揉百会穴

点揉百会穴：患者仰卧，全身放松。按摩者以两手拇指点揉百会穴、印堂穴、太阳穴，力度以有酸胀感为度，时间持续约 1 分钟。

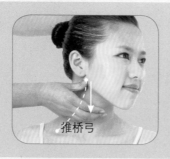
推桥弓

推桥弓：用拇指或四指并拢用力，自上而下推桥弓，推时压力适中。两侧交替进行，约 1 分钟。

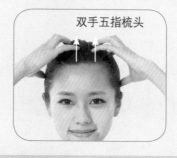
双手五指梳头

双手五指梳头：取坐位，按摩者两手手指张开，分别从前额开始经头顶到枕部做梳头动作。反复进行，每次 3 分钟。

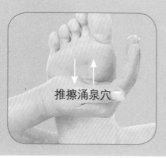
推擦涌泉穴

推擦涌泉穴：仰卧或坐位，按摩者以一只手托住其脚踝，另一只手用小鱼际部位在脚心涌泉穴做上下推擦，直到脚心发热为宜，再换另一只脚按摩。

高血压艾灸方法

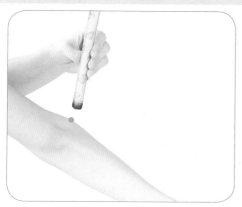

悬提灸曲池穴: 每次 10~15 分钟。

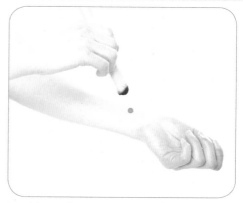

悬提灸内关穴: 每次 10~15 分钟。

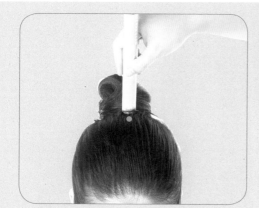

悬提灸百会穴: 每次 8~10 分钟。

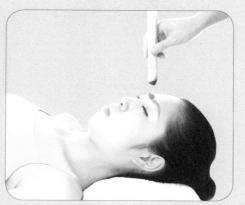

悬提灸印堂穴:(此穴不宜用瘢痕灸)，每次 8~10 分钟。

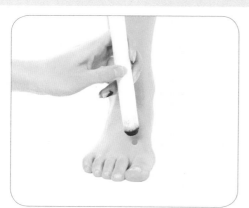

悬提灸太冲穴: 每次 10~15 分钟。

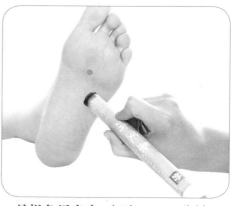

悬提灸涌泉穴: 每次 10~15 分钟。

高血压刮痧方法

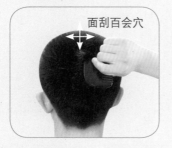

面刮百会穴：以面刮法从百会穴呈放射状向四周刮拭全头，重点刮拭百会穴。

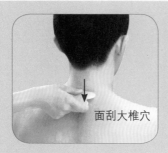

面刮大椎穴：用面刮法刮拭背部大椎穴至长强穴这一段的督脉，重点刮拭大椎穴。

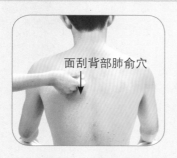

面刮背部肺俞穴：用面刮法从上到下依次刮拭背部双侧肺俞穴、厥阴俞穴、心俞穴。

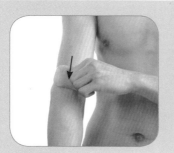

面刮曲池穴：用面刮法从上到下刮拭上肢曲池穴，下肢外侧风市穴，交替刮拭四肢。

高血压拔罐方法

采用走罐法，重点吸拔风池穴、肝俞穴、肾俞穴，留罐 5~10 分钟，每日 1 次。或在太冲穴处用闪火法拔罐，留罐 5~10 分钟，每日 1 次。

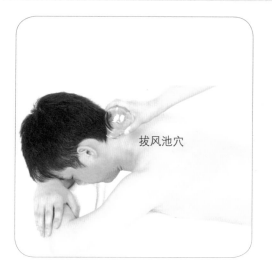

拔风池穴

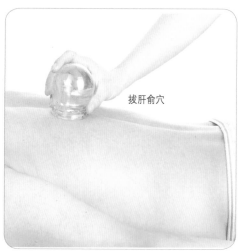

拔肝俞穴

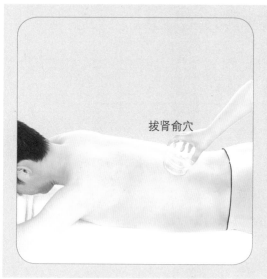

拔肾俞穴

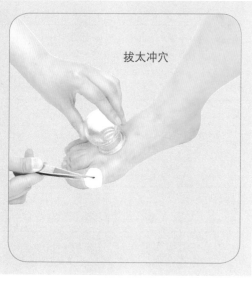

拔太冲穴

图书在版编目（CIP）数据

高血压一日三餐怎么吃 / 杨长春，高睡睡主编 . — 南京：江苏凤凰科学技术出版社，2018.9（2023.03 重印）
（汉竹·健康爱家系列）
ISBN 978-7-5537-9286-6

Ⅰ．①高… Ⅱ．①杨… ②高… Ⅲ．①高血压 – 食物疗法 – 食谱
Ⅳ．① R247.1 ② TS972.161

中国版本图书馆 CIP 数据核字 (2018) 第 118687 号

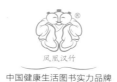

中国健康生活图书实力品牌

高血压一日三餐怎么吃

主　　　编	杨长春　高睡睡
编　　著	汉竹
责 任 编 辑	刘玉锋　黄翠香
特 邀 编 辑	张　瑜　杨晓晔　蒋静丽　仇　双
责 任 校 对	仲　敏
责 任 监 制	刘文洋

出 版 发 行	江苏凤凰科学技术出版社
出版社地址	南京市湖南路 1 号 A 楼，邮编：210009
出版社网址	http://www.pspress.cn
印　　刷	南京新世纪联盟印务有限公司

开　　本	720 mm×1 000 mm　1/16
印　　张	11
字　　数	200 000
版　　次	2018 年 9 月第 1 版
印　　次	2023 年 3 月第 6 次印刷

标 准 书 号	ISBN 978-7-5537-9286-6
定　　价	42.00 元（附赠《高血压常见问题答疑》小册子）

图书如有印装质量问题，可向我社印务部调换。